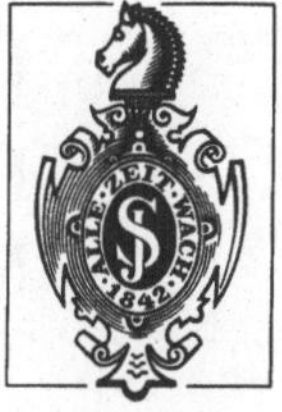

Fachschwester Fachpfleger

Anaesthesie — Intensivmedizin

Herausgegeben von
F. W. Ahnefeld, Ulm · W. Dick, Ulm
M. Halmágyi, Mainz · H. Nolte, Minden
Th. Valerius, Mainz

M. Halmágyi   Th. Valerius

Weiterbildung 3

Praktische Unterweisung

Punktion
Injektion – Infusion – Transfusion
Gefäßkatheter

Mit 60 Abbildungen

Springer-Verlag
Berlin Heidelberg New York 1976

Professor Dr. Miklos Halmágyi
Institut für Anaesthesiologie der Universität
Langenbeckstraße 1, 6500 Mainz

Oberschwester Therese Valerius
Institut für Anaestesiologie der Universität
Langenbeckstraße1, 6500 Mainz

ISBN-13:978-3-540-07723-7   e-ISBN-13:978-3-642-81033-6

DOI: 10.1007/978-3-642-81033-6

Library of Congress · Cataloging in Publication Data. Main entry under title: Weiterbildung 1 (Anaesthesie, Intensivmedizin). (Fachschwester, Fachpfleger). Includes bibliographies and index. Contents: 1. Ahnefeld, F. W. et al. Richtlinien, Lehrplan, Organisation. – 2. Halmágyi, M., Valerius, Th. Praktische Unterweisung, Intensivbehandlungsstation, Intensivpflege. 1. Nurses and nursing – Study and teaching. 2. Anaesthesiology. 3. Intensive care units.
I. Ahnefeld, Friedrich Wilhelm. II. Halmagýi, Miklos. III. Valerius, Therese, 1920 – IV. Series.
RT 73.W32 610.73'07 75-4797

Satz- u. Bindearbeiten: G. Appl, Wemding, Druck: aprinta, Wemding

Vorwort

Die systematische Unterweisung in der klinischen Praxis hat im Rahmen
der Weiterbildung die Aufgabe, einerseits neue Kenntnisse und Fertig-
keiten zu vermitteln und andererseits die während der Ausbildung und
Berufsausübung erworbenen Kenntnisse und Fähigkeiten zu vertiefen
und zu erweitern.

Diese grundsätzliche Aufgabenstellung der Weiterbildung macht es erforderlich, auch solche Probleme zu besprechen, die in Ansätzen bereits
im Rahmen der Berufsausbildung abgehandelt werden.

In dem vorliegenden Buch sind Maßnahmen wie Punktion, Injektion,
Infusion und Transfusion sowie Handlungen, die mit der Einführung und
Handhabung von Gefäßkathetern zusammenhängen, systematisch beschrieben. Es wurde insbesondere darauf Wert gelegt, daß über die
grundsätzlichen Kenntnisse hinaus diejenigen Gesichtpunkt berücksichtigt werden, die hinsichtlich der speziellen Belange der klinischen Praxis
im Rahmen der Intensivbehandlung für die Zusammenarbeit zwischen
Pflegekräften und Ärzten wichtig sind.

Mit Rücksicht darauf, daß die theoretischen Grundlagen der praktischen
Tätigkeit in gesonderten Bänden der Schriftenreihe „Fachschwester/
Fachpfleger" beschrieben werden sollen, verzichteten wir weitgehend auf
die Darstellung dieser Zusammenhänge.

Da in diesem Band erstmalig medizinische Eingriffe im einzelnen bespro-
chen werden, die nach der geltenden Rechtsprechung Körperverletzun-
gen darstellen und nur durch die Einwilligung des Patienten zu rechtferti-
gen sind, möchten wir nicht versäumen, kurz auf einige grundsätzliche
Feststellungen in diesem Zusammenhang hinzuweisen.
Es ist sowohl für Pflegekräfte als auch für Ärzte wichtig, die Bedeutung
der Weiterbildung in einem rechtskonformen Zusammenhang zu sehen.

Während der Weiterbildung erwerben zwar Schwestern und Pfleger zusätzliche Kenntnisse und Fähigkeiten, die dazu Anlaß geben werden,
ihnen weitergehende Tätigkeiten und Verantwortungsbereiche zuzumu-
ten als denjenigen Pflegekräften, die aufgrund ihrer Ausbildung die speziellen Fachkenntnisse in der Anaesthesie und Intensivmedizin nicht
beherrschen. Dies entbindet jedoch keinesfalls die verantwortlichen
Ärzte davon, ihre Auswahl-, Informations-, Überprüfungs- und Überwa-

chungspflicht fortwährend wahrzunehmen. Ihnen obliegt auch die Gesamtverantwortung und das Weisungsrecht bezüglich aller medizinischen Eingriffe.

Wir möchten Frau Dr. U. KLEINHEISTERKAMP für ihre Unterstützung bei den Korrekturarbeiten danken.

Herrn A. DREWS (Graphiker) gebührt unser Dank für die Bilddarstellungen.

Die Herausgeber

Inhaltsverzeichnis

Punktion

1. Venenpunktion

Zweck
- Blutentnahme für diagnostische Untersuchungen

Organisation
- die Durchführung der Punktion einer Vene wird in jedem einzelnen Falle von dem für den Patienten zuständigen Arzt angeordnet
- Blutröhrchen und Begleitscheine exakt und lesbar beschriften
- Röhrchen und Spritzen nach Vorschrift für die einzelnen Laboranalysen präparieren
- zur Blutentnahme sollen die gut sichtbaren Venen des Unterarmes einschließlich des Handrückens punktiert werden
- eine Punktion am Handrücken und an der Innenseite des Unterarmes wird von dem Patienten als besonders schmerzhaft empfunden
- die Venen in der Ellenbeuge sollten für eine evtl. Einführung eines Gefäßkatheters bei der Venenpunktion ausgespart bleiben
- bei Säuglingen und Kleinkindern werden auch Venen der Kopfschwarte sowie oberflächliche Halsvenen und die Venen über dem Fußinnenknöchel punktiert
- zur Durchführung der Venenpunktion bei Säuglingen und Kindern ist eine Assistenz erforderlich
- bei Erwachsenen kann auch, insbesondere während einer Operation, die Punktion der Vena saphena magna über einem der Fußinnenknöchel erforderlich werden
- für die Durchführung der Punktion werden die Venen proximal von der Punktionsstelle gestaut
- die Stauung der Venen erfolgt bei Punktion in der Ellenbeuge, am Unterarm und an der Hand mit Hilfe einer Blutdruckmanschette oder einer Staubinde am Oberarm

- bei der Punktion einer Vene in der Kopfschwarte oder am Hals erfolgt die Stauung der Vene durch Fingerdruck proximal von der Punktionsstelle
- für die Punktion der Vena saphena magna über dem Fußinnenknöchel erfolgt die Stauung der Vene mit Hilfe einer Staubinde unmittelbar unterhalb des Schienbeinkopfes
- bei der Stauung soll der Zufluß des arteriellen Blutes nicht unterbrochen werden
- für die Punktion immer eine möglichst weitlumige Kanüle verwenden
- bei der Auswahl der Stärke der Kanüle muß jedoch das Lumen der zu punktierenden Vene berücksichtigt werden

Hygiene
- den für die Punktion vorgesehenen Körperteil mit Zellstoff unterlegen
- Hände waschen
- Punktion der Vene mit der auf einer Spritze aufgesetzten Kanüle vornehmen
- vor der Abnahme der Spritze, bei jedem Spritzenwechsel und vor jedem Wechsel des Blutröhrchens die in der Vene liegende Öffnung der Kanüle mit leichtem Fingerdruck schließen
- nach Beendigung der Blutentnahme und nach Blutstillung ggf. die Haut des Patienten von Blutresten reinigen

Desinfektion
- die Punktionsstelle in einem Umkreis von etwa 3 cm zweimal desinfizieren
- beim Tasten der Vene unmittelbar vor der Punktion die desinfizierte Einstichstelle nicht mehr berühren
- ggf. tastende Finger zweimal desinfizieren bzw. sterile Handschuhe anziehen

Sterilität
- für jeden Punktionsversuch eine neue sterile Kanüle verwenden
- bei Abnahme für Blutkulturen sterile Handschuhe anziehen, falls keine geschlossenen Abnahmesysteme zur Verfügung stehen

Material

steril:
- Spritzentablett
- Kanülen (nicht zu dünn)
- Spritzen
- ggf. Röhrchen mit Stöpsel
- ggf. Handschuhe
- Tupfer
- Kompressen

unsteril:
- Flasche mit Desinfektionsmittel
- Wundspray
- Blutdruckmanschette oder Staubinde
- ggf. Venülen
- ausgefüllte Begleitscheine für die angeordnete Laboranalysen
- Lagerungskissen
- Zellstoff
- Hansaplast
- Schere

Durchführung
- bei Blutentnahme aus den Venen der Ellenbeuge, des Unterarmes oder der Hand wird die Stauung der Vene wie folgt vorgenommen:
- eine Blutdruckmanschette am entsprechenden Arm anlegen
- bei normalem Blutdruck den Manschettendruck zwischen 80–100 mm Hg einstellen
- bei anderen Blutdruckverhältnissen den Manschettendruck leicht über den diastolischen Druck einstellen
- bei trotz Stauung schlecht sichtbaren oder tastbaren Venen können diese durch Öffnen und Schließen der Hand, Herunterhängen des Armes, feuchtwarmen Wickel oder warmes Armbad besser sichtbar gemacht werden

- die gleichen Verfahren können bei der Punktion der Vena saphena magna angewandt werden
- nachdem die zu punktierende Vene einwandfrei sichtbar oder tastbar ist, die Einstichstelle in erforderlichem Umfang zweimal desinfizieren
- Haut so spannen, daß die Vene fixiert, aber nicht ausgedrückt wird
- Punktion der Vene durchführen und die Kanüle in der Vene leicht vorschieben
- Verbindungsstelle zwischen Kanüle und Spritze mit einem Tupfer unterlegen
- Blut entweder mit der Spritze langsam abnehmen oder in das Proberöhrchen einfließen lassen
- bei jedem Wechsel der Spritze oder des Röhrchens das Verschließen des in der Vene liegenden Kanülenendes durch Fingerdruck nicht vergessen
- ggf. spezielle Techniken der Blutentnahme beachten
- am Ende der Blutentnahme die Stauung der Vene lösen
- sterilen Tupfer mit Desinfektionsmittel tränken und leicht auf den Stichkanal drücken
- Punktionskanüle herausziehen
- Tupfer mit Desinfektionsmittel auf die Einstichstelle pressen und Arm einige Sekunden hochhalten (besonders bei Punktion in der Ellenbeuge)
- falls notwendig, kleinen Schutzverband anlegen
- Material wegräumen
- Hände waschen
- Transport der Blutproben mit den erforderlichen Begleitscheinen zu den zuständigen Laborstellen veranlassen
- Gesamtmenge des abgenommenen Blutes für die Bilanz registrieren

Besonderheiten
- bei Patienten mit Blutverlusten sind die Venen in der Regel schlecht zu punktieren
- bei operierten Patienten ist es in den ersten Stunden nach der Operation ebenfalls schwierig, eine gut punktierbare Vene zu finden

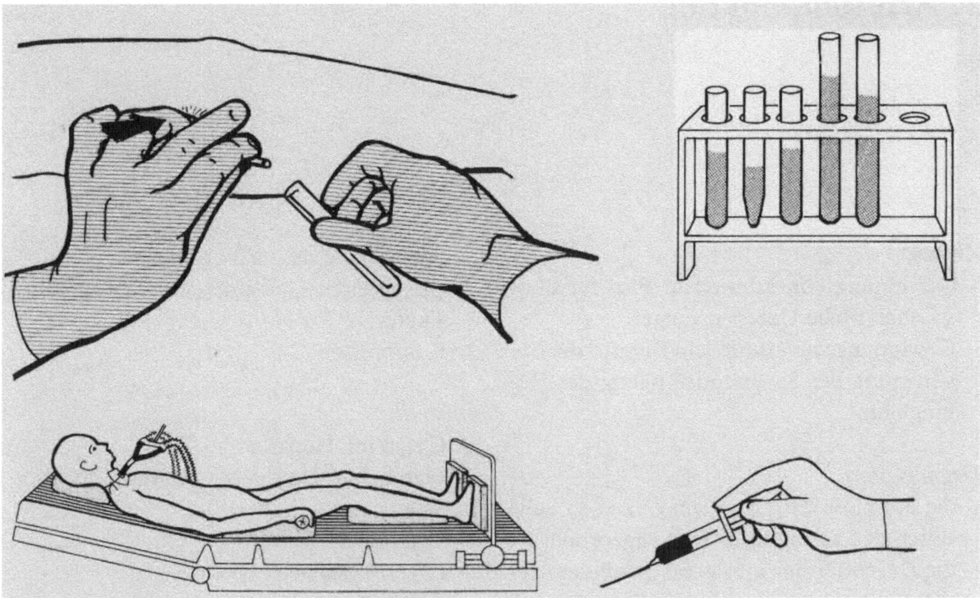

Abb. 1. Venenpunktion zur Blutentnahme

Merke: Die Blutentnahme erfolgt entweder mit Hilfe einer Spritze, oder man läßt das Blut durch die Punktionskanüle in das Entnahmegefäß einfließen. Um unnötige Verschmutzung zu vermeiden, soll beim Wechsel von Spritze oder Entnahmegefäß die Vene mit dem dritten oder vierten Finger an der Kanülenspitze abgedrückt werden. Das Kanülenende wird unmittelbar nach der Venenpunktion mit einem sterilen Tupfer unterlegt.

- zarte Venen im Unterhautgewebe sind für Blutentnahmen nicht geeignet
- verhärtete und geschlängelte Venen sind schwierig zu punktieren
- die Punktion der Vena femoralis soll wegen der Thrombose- und Emboliegefahr nach Möglichkeit nicht vorgenommen werden
- je größer die Spritze ist, um so leichter wird beim Kolbenzug unbeabsichtigt die Venenwand mitangesaugt und die Kanüle verschlossen
- bei derartigen Schwierigkeiten soll entweder der Kolben langsamer zurückgezogen oder die Blutentnahme mit einer kleinen Spritze fortgesetzt werden
- bei häufigen Blutentnahmen sollen die abgenommenen Blutmengen jedesmal registriert werden
- bei häufigen Blutentnahmen an der gleichen Stelle soll zwischenzeitlich eine gute örtliche Pflege (ggf. mit Heparinsalbe, feuchten Verbänden usw.) vorgenommen werden

Fehler und Gefahren
- versehentliche Arterienpunktion (besonders in der Ellenbeuge)
- unvorsichtige Abnahmetechnik schädigt die Erythrozyten
- Traumatisierung der Erythrozyten beeinträchtigt die Analyseergebnisse
- unvorsichtiger Wechsel der Röhrchen oder Spritzen führt zu unnötigem Blutverlust und Verschmutzung der Umgebung
- falsche Beschriftung, Verwechslung, unleserliche Schrift und ungenaue Eintragungen können zu falschen diagnostischen und therapeutischen Schlüssen führen
- ungenügende Nachsorge begünstigt Hämatombildung und Venenschädigung

2. Arterienpunktion

Zweck
- Gewinnung von arteriellem Blut für blutgasanalytische Untersuchungen
- Gewinnung von arteriellem Blut für die Bestimmung der Sauerstoffsättigung des Hämoglobins

Organisation
- die Punktion wird in jedem einzelnen Falle durch den zuständigen Arzt angeordnet
- die Durchführung erfolgt erst, nachdem der Arzt die Durchblutung im Handbereich durch Abdrücken der Arteria radialis geprüft hat
- punktiert wird die Arteria radialis 1–2 cm oberhalb der proximalen Handwurzelspalte
- Spritze für die Blutentnahme heparinisieren
- für die Bestimmung des arteriellen Sauerstoffdruckes oder der Sauerstoffsättigung muß für die Blutentnahme eine Glasspritze mit Verschluß verwendet werden
- eine Assistenz ist nicht erforderlich

Hygiene
- Hände waschen
- die tastenden Finger desinfizieren oder sterile Handschuhe anziehen

Desinfektion
- die Haut über der Arteria radialis in etwa 2–3 cm Breite und 10 cm Länge zweimal desinfizieren

Sterilität
- bei jedem Versuch, die Haut zu durchstechen, neue Kanüle verwenden

Material
steril:
- Kanülen Nr. 14–17
- ggf. Kanülen Nr. 1 (Punktion der Arteria femoralis)
- Spritzen à 2 ml mit Verschluß
- ggf. spezielle Glasspritze mit Verschluß
- Tupfer
- Kompressen

unsteril:
- Gefäß mit Heparin
- Flasche mit Desinfektionsmittel
- Wundspray
- Mullbinde
- Lagerungskissen
- Zellstoff
- ggf. Rasiermaterial
- ggf. kleiner Sandsack

Durchführung
- Spritze entsprechend beschriften
- Hände waschen
- Spritze heparinisieren wie folgt:

- eine Kanüle Nr. 14 auf die Spritze aufsetzen
- die Verschlußkappe des heparinhaltigen Gefäßes zweimal desinfizieren und mit der Kanüle durchstechen
- Verschlußhahn der Spritze öffnen
- wenig Heparin in die Spritze aufziehen
- Kanüle mit der Spritze aus der Verschlußkappe herausziehen
- durch Kolbenzug die Heparinlösung aus der Kanüle in die Spritze ziehen
- Kanüle abnehmen
- Spritze steril ablegen

- Arm des Patienten auf Lagerungskissen lagern
- die Arteria radialis tasten
- Haut vorschriftsmäßig desinfizieren
- eine Kanüle Nr. 14 auf die Spritze aufsetzen
- mit Heparin die Kanüle luftleer machen
- Zeige- und Mittelfinger desinfizieren bzw. sterile Handschuhe anziehen
- mit dem Daumen einer Hand die Hand des Patienten überstrecken

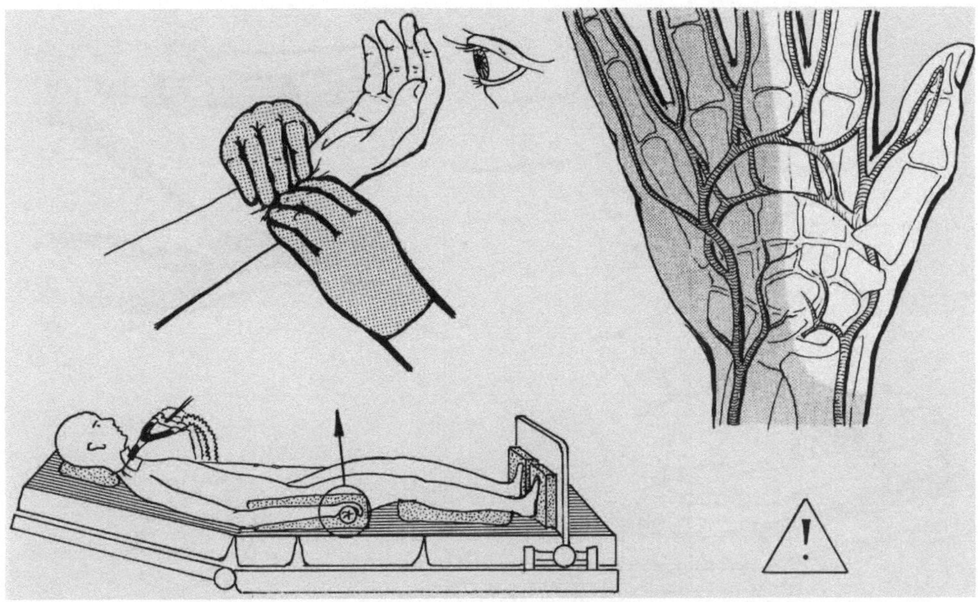

Abb. 2. Kontrolluntersuchung vor der Durchführung der Punktion der Arteria radialis

Merke: Vor der Punktion der Arteria radialis muß immer durch Abdrücken des Gefäßes geprüft werden, ob die Blutversorgung des Daumens, des Zeige- und teilweise des Mittelfingers gewährleistet bleibt oder nicht. Treten blasse, das heißt schlecht versorgte Bezirke auf, so muß die Punktion unterlassen werden, im Falle der Thrombosierung des Gefäßes würde es sonst zu Nekrosen kommen. Normalerweise ist die Punktion für den Patienten ohne Gefahr, da die Blutversorgung durch Kollaterale von der Arteria ulnaris jederzeit übernommen werden kann. Nicht selten können jedoch Gefäßanomalien im Bereich der Kollateralen vorhanden sein.

- Arterie mit gespreiztem Zeige- und Mittelfinger tasten und leicht fixieren
- die Punktion der Arteria radialis in einem Winkel von etwa 45° zwischen den beiden tastenden Fingern vornehmen
- das entnommene Blut muß hellrot aussehen (Ausnahme bei stark hypoxämischen Patienten)
- Tupfer in die Hand nehmen
- Kanüle mit Spritze entfernen und sofort mit Tupfer auf die Einstichstelle drücken
- Kanüle verwerfen
- nach erfolgter Blutentnahme die Spritze luftfrei machen und mit dem Hahn verschließen

- mit der Mullbinde Druckverband mit geringem Druck anlegen
- Spritze mit Blut sofort zur Messung weiterleiten
- nach 15 Minuten Druckverband entfernen
- Punktionsstelle mit Spray oder Schnellverband schützen

Besonderheiten
- die Arteria femoralis soll nur in seltenen Ausnahmefällen punktiert werden
- für die Punktion wird die entsprechende Gesäßseite mit einem Kissen unterlegt
- die Behaarung in der Leistenbeuge muß ggf. abrasiert werden

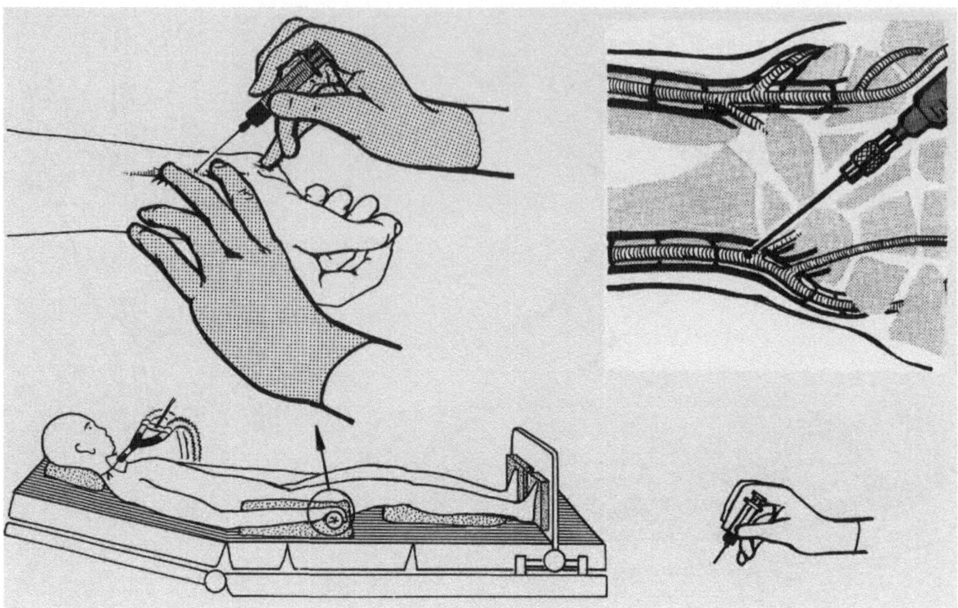

Abb. 3. Durchführung der Punktion der Arteria radialis

Merke: In der Intensivtherapie erfolgt die Blutentnahme für blutgasanalytische Untersuchungen routinemäßig aus der Arteria radialis und nicht kapillär, da die Durchblutung des Unterhautgewebes zu verschiedenen Zeitpunkten bei ein und demselben Patienten unterschiedlich sein kann. Durch ärztliche Anordnung kann im Einzelfall die Durchführung dieser Maßnahme dem Pflegepersonal übertragen werden. Dieses muß jedoch dann die Technik beherrschen. Die Punktion wird nach entsprechender Hautdesinfektion bei Überstreckung im Handgelenk mit einer feinen Kanüle vorgenommen. Nach abschließender Hautdesinfektion muß für ca. 5 Minuten ein Druckverband angelegt werden.

— nach Beendigung der Punktion mit steriler Kompresse die Punktionsstelle komprimieren und über die Kompresse für 15 Minuten einen Sandsack auflegen

Fehler und Gefahren
— die Verwendung von Plastikspritzen für die Blutentnahme zur Messung des arteriellen Sauerstoffdruckes kann die Ursache von falschen Meßergebnissen sein
— die Punktion der Arteria radialis bei ungenügenden Gefäßverbindungen kann im Falle einer Thrombosierung zur Minderdurchblutung des Versorgungsgebietes führen
— ungenügende Kompression nach erfolgter Punktion und zu frühe Umlagerung führt zur Hämatombildung
— nach häufig wiederholter Punktion derselben Arteria radialis kommt die versehentliche Blutnahme aus Begleitvenen häufig vor
— es kann auch eine arteriovenöse Fistel zwischen den Gefäßen entstehen
— in diesem Falle werden sich aus dem entnommenen Blut irreführende Werte ergeben

3. Punktion der Trachea

Zweck
- Gewinnung von Trachealsekret für bakteriologische Untersuchungen
- Anaesthesie der Schleimhaut in der Trachea

Organisation
- die Punktion der Trachea für die Gewinnung des Schleimhautsekretes – zwecks bakteriologischer Untersuchung – kann bei nicht intubierten und nicht tracheotomierten Patienten bei Verdacht auf bronchopulmonale bakterielle Infektion erforderlich werden
- die Schleimhautanaesthesie durch Punktion der Trachea ist in jenen Fällen erforderlich, in welchen ein Endotrachealtubus nicht toleriert wird, das heißt, heftige Hustenanfälle die Ventilation der Lunge empfindlich stören
- vor der Durchführung Blutungs- und Gerinnungszeit bei dem Patienten kontrollieren
- für die Durchführung ist eine Assistenz erforderlich

Hygiene
- ggf. Behaarung abrasieren
- Entfettung der Haut im vorderen Halsbereich
- Arzt und Assistenz müssen Kopfbedeckung, Mundschutz und sterile Handschuhe tragen

Desinfektion
- die Haut an der Halsvorderseite vom Unterkiefer bis zum Schlüsselbein und Jugulum zweimal desinfizieren

Sterilität
- Hals mit sterilem Lochtuch abdecken
- sowohl die Schleimhautanaesthesie als auch die Entnahme von Sekret für eine bakteriologische Untersuchung muß unter sterilen Bedingungen geschehen

Material
steril:
- Kanülen Nr. 14
- dünne Punktionskanülen
- Punktionskanüle mit Kunststoffkatheter
- je 1 Spritze à 2 ml, 5 ml und 10 ml
- Lochtuch
- Tuchklemmen
- Handschuhe
- Tupfer
- Kompressen

unsteril:
- Ampullen mit Lokalanaesthetikum für Haut und Unterhautgewebe
- Ampullen mit Lokalanaethetikum für die Schleimhaut
- Ampulle mit physiologischer Kochsalzlösung
- Flasche mit Alkohol oder Äther
- Flasche mit Desinfektionsmittel
- Wundspray
- sterilisiertes Gefäß für die Aufbewahrung des entnommenen Sekretes
- Begleitscheine für die bakteriologische Untersuchung
- Schere
- Heftpflaster
- Lagerungskissen
- Zellstoff
- ggf. Rasiermaterial

Durchführung
- Material bereitlegen
- ggf. Röhrchen für die Sekretprobe beschriften
- ggf. Begleitschein für die bakteriologische Untersuchung ausfüllen
- Hände waschen
- Schulter des Patienten hochlagern
- Schulter und Halsbereich mit Zellstoff unterlegen

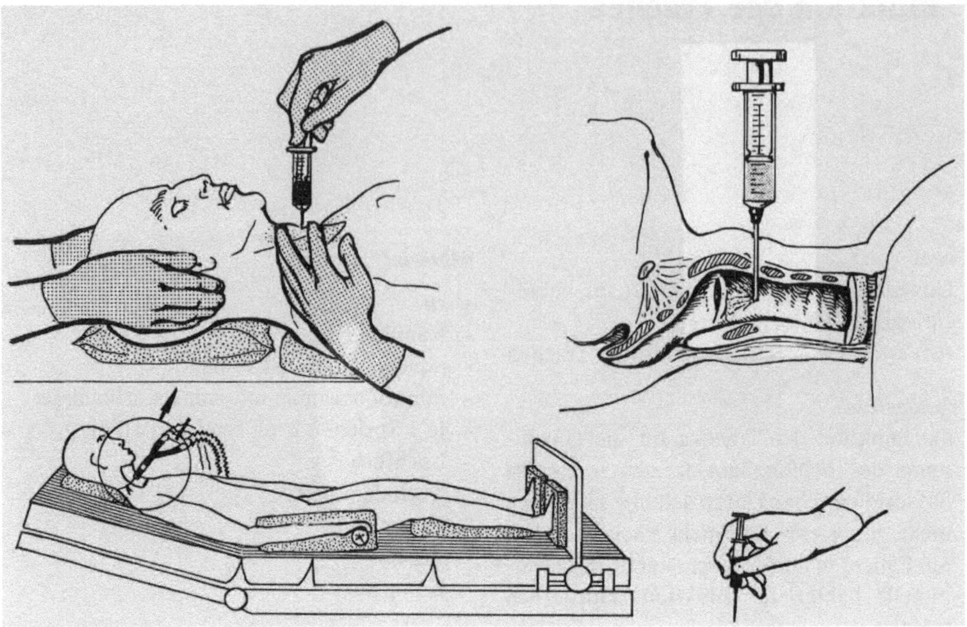

Abb. 4. Punktion der Trachea

> **Merke:** Die Punktion der Trachea wird entweder zur Gewinnung von Sekret für bakteriologische Untersuchungen oder zur Anaesthesierung der Trachesalschleimhaut vorgenommen. Zur Durchführung muß der Oberkörper des Patienten in Schulterhöhe durch Unterlegen von Kissen angehoben und der Kopf rekliniert in Mittelstellung fixiert werden.

- ggf. Behaarung abrasieren
- Haut entfetten
- Kopf rekliniert in Mittelstellung fixieren
- Haut an der Vorderseite des Halses zweimal desinfizieren
- dem Arzt beim Anziehen der sterilen Handschuhe helfen
- Lokalanaesthetikum für Haut- und Unterhautgewebe in Spritze aufziehen
- Spritze dem Arzt geben
- Lokalanaesthetikum für die Schleimhautanaesthesie in Spritze aufziehen und dem Arzt anreichen
- die Lokalanaesthesie der Schleimhaut wird wie folgt durchgeführt:
- Durchstechung der Haut mit der Punktionskanüle zwischen Schildknorpel und Ringknorpel

- Aufsetzen der Spritze mit dem Lokalanaesthetikum für die Schleimhautanaesthesie
- Kopf des Patienten festhalten, damit größere Bewegungen des Kopfes durch die ausgelösten, heftigen Hustenstöße vermieden werden
- langsames Vorschieben der Kanüle durch das Ligamentum zwischen Schild- und Ringknorpel in die Trachea
- das Lokalanaesthetikum wird in mehreren Richtungen in die Trachea eingespritzt
- die Punktionskanüle wird mit der Spritze entfernt
- mit sterilem Tupfer auf die Stichstelle drücken

- die Entnahme des Trachealsekretes wird wie folgt durchgeführt:

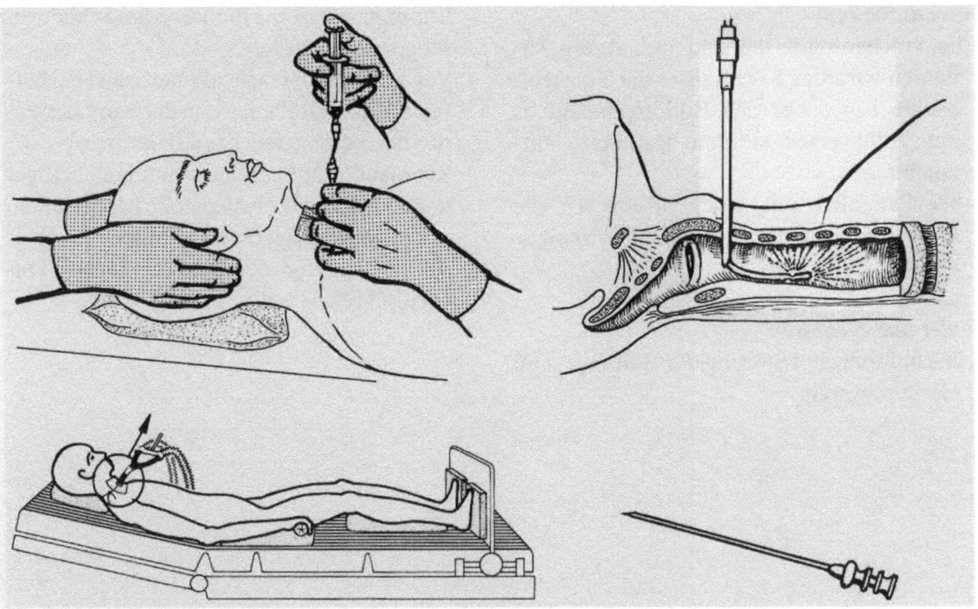

Abb. 5. Entnahme von Trachealsekret für bakteriologische Untersuchungen

Merke: Nach der Punktion der Trachea wird ein Katheter durch die Punktionskanüle eingeführt. Bei eingetrocknetem Trachealsekret spritzt man 2–3 ml physiologische Kochsalzlösung durch den Katheter in die Trachea. Die Flüssigkeit wird nach wenigen Sekunden wieder abgesaugt. Bei nicht relaxierten Patienten löst der Eingriff heftige Hustenstöße aus. Eine Fixierung des Kopfes ist unerläßlich.

- Ansetzen einer 10 ml-Spritze an den Kunststoffkatheter des Punktionsbesteckes
- Punktion der Trachea mit der Punktionskanüle wie oben beschrieben
- Einführung des Kunststoffkatheters in die Trachea ca. 3–4 cm tief
- Sekretentnahme mit Hilfe der Spritze während eines Hustenstoßes
- bei trockener Schleimhaut Einspritzen von 3–4 ml steriler physiologischer Kochsalzlösung in die Trachea und sofortiges Absaugen während eines Hustenstoßes
- Entfernung der Punktionskanüle mit dem Kunststoffkatheter
- mit sterilem Tupfer auf die Punktionsstelle drücken
- das sterile Röhrchen so halten, daß der Arzt das entnommene Sekret oder die Spülflüssigkeit ohne Kontamination in das Röhrchen füllen kann

- sowohl nach der Schleimhautanaesthesie als auch nach der Sekretentnahme für eine bakteriologische Untersuchung die Haut zweimal desinfizieren
- Stichstelle mit Wundspray abdecken
- für ca. 10 Minuten leichten Druckverband anlegen
- Kontrolle auf evtl. Nachblutung vornehmen ggf. den Arzt befragen
- Material entfernen bzw. abwerfen
- ggf. das entnommene Sekret mit dem ausgefüllten Begleitschein für die bakteriologische Untersuchung zustellen

Besonderheiten
- bei tracheotomierten und intubierten Patienten wird das Sekret über die Trachealkanüle bzw. über den Endotrachealtubus mit Hilfe eines sterilen Katheters entnommen
- bei Patienten mit einer Struma ist die Durchführung der Trachealpunktion risikoreich

Fehler und Gefahren
- Nachblutung bei Störung der Blutungs- und Gerinnungszeit
- Blutung, wenn eine Punktion des Schilddrüsengewebes erfolgt
- Verletzung der Trachealhinterwand bei heftigen Hustenstößen, wenn der Kopf des Patienten nicht ausreichend fixiert wird
- Kreislaufkomplikationen infolge heftiger und anhaltender Hustenstöße bei Patienten mit vorgeschädigtem Myokard
- Verunreinigung des entnommenen Trachealsekretes

4. Punktion des Spannungspneumothorax

Zweck
- Noteingriff zur Druckentlastung des Pleuraraumes
- Behebung einer lebensbedrohenden Verdrängung des Mediastinums mit Kompression der großen Venen

Organisation
- bei Atemnot, Zyanose, gestauten Halsvenen, erhöhtem zentralvenösem Druck, Tachykardie und Blutdruckabfall an Spannungspneumothorax denken
- auch bei beatmeten Patienten die seitengleiche Bewegung der Thoraxwand und die seitengleiche Belüftung der Lungenflügel kontrollieren
- bei beatmeten Patienten mit Lungenkontusion tritt ein Spannungspneumothorax häufig auf
- das notwendige Instrumentarium für die Punktion muß im Notbesteck vorhanden sein
- den Oberkörper des Patienten für die Punktion anheben
- die Punktionsstelle liegt in der mittleren Klavikularlinie über dem oberen Rand der dritten Rippe
- in der Regel wird nach der Punktion eines Spannungspneumothoraxes eine Saugdrainage in die Pleurahöhle gelegt
- Thorax-Röntgenaufnahmen sind einerseits für die Diagnose, andererseits für die Kontrolle des Dehnungszustandes der Lunge erforderlich

Hygiene
- falls die Zeit reicht, Hände waschen und Mundschutz anlegen

Desinfektion
- zweimalige Desinfektion der Haut über der oberen Hälfte der entsprechenden Thoraxvorderwand

Sterilität
- für die Punktion werden sterile Handschuhe angezogen
- falls die Zeit es ermöglicht, vordere Seite der Thoraxwand mit sterilem Lochtuch abdecken

Material
steril:
- Pneunadel und Konus mit Fingerling
- Schere
- Kornzange
- Lochtuch
- Handschuhe
- Tupfer
- Kompressen

unsteril:
- Flasche mit Desinfektionsmittel
- Wundspray
- Heftpflaster
- Schere

Durchführung
- bei Verdacht auf einen Spannungspneumothorax sofort den Arzt benachrichtigen
- Oberkörper des Patienten anheben
- Hände waschen
- Haut zweimal desinfizieren
- dem Arzt die sterilen Handschuhe reichen und ihm beim Anziehen helfen
- steriles Lochtuch anreichen
- bei Punktion des unter Überdruck stehenden Pleuraraumes wird der Fingerling aufgeblasen
- den Fingerling in Längsrichtung ca. 0,5 cm einschneiden
- Pneumothoraxnadel mit Hilfe von Tupfern und Leukoplast fixieren
- Pneumothoraxnadel bis zur endgültigen Versorgung im Pleuraraum belassen
- das Legen einer Pleuradrainage vorbereiten
- nach Herstellung einer Pleuradrainage Pneumothoraxnadel entfernen

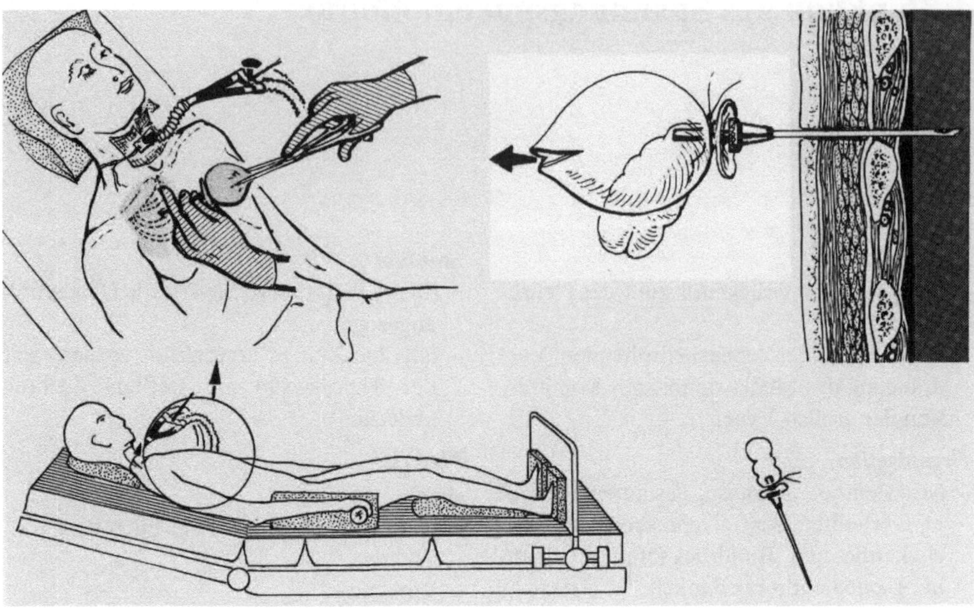

Abb. 6. Notpunktion bei Spannungspneumothorax

> **Merke:** Unter Überdruckbeatmung kann jederzeit, insbesondere bei Vorschädigung der Lunge, plötzlich ein Pneumothorax entstehen. In diesem Falle wird der Arzt sofort benachrichtigt und die Notpunktion der Pleurahöhle unverzüglich vorbereitet. Der Oberkörper des Patienten muß angehoben und das Hautgebiet zwischen Schlüsselbein und vierter Rippe bis zur vorderen Axillarlinie desinfiziert werden. Nach Einführung der Pneumothoraxkanüle durch den Arzt wird der mit Luft gefüllte „Fingerling" an der Spitze eingeschnitten, um eine Ventilwirkung zu erreichen. Anschließend wird die Einführung einer Thoraxdrainage vorbereitet.

- die Haut über der Punktionsstelle zweimal desinfizieren
- die Punktionsstelle mit sterilem Schutzverband abdecken
- Hände waschen
- Material wegräumen

Besonderheiten
- der eingeschnittene Fingerling wirkt wie ein Ventil und läßt bei Überdruck Luft aus dem Pleuraraum entweichen, verhindert jedoch bei evtl. Unterdruck das Eindringen von Luft durch die Nadel in den Pleuraraum
- bei einem Ventilpneumothorax (Spannungspneumothorax) durch Verletzung von außen wird ein luftdichter Verschluß über der Verletzung der Thoraxwand angelegt

- bei einer Notpunktion wird man in der Regel auf eine Lokalanaesthesie verzichten

Fehler und Gefahren
- Abschneiden des Fingerlings statt Einschneiden
- in diesem Falle kann der Fingerling nicht als Ventil wirken
- Verletzung der Lunge mit nachfolgender Blutung
- Blutung aus der Interkostal-Arterie, wenn die Punktion nicht am oberen Rand der Rippe erfolgte
- Infektion des Pleuraraumes mit nachfolgendem Pleuraempyem infolge unzureichender Desinfektion und Verletzung der Regeln der Sterilität

5. Punktion des Pneumothorax

Zweck
- Absaugung von Luft aus dem Pleuraraum
- Behebung der Lungenkompression
- Verbesserung des Gasaustausches in der Lunge durch Behebung der Lungenkompression

Organisation
- bei Patienten mit Pneumothorax ohne unmittelbare Lebensgefährdung erfolgt die Luftabsaugung mit Hilfe eines Pneumothoraxgerätes
- Luftansammlung im Pleuraraum, die keine wesentliche Funktionseinschränkung verursacht (Mantelpneu), wird selten abgesaugt
- in der Intensivtherapie müssen Pneumothoraxgerät und Punktionsbesteck jederzeit zur Verfügung stehen
- Thorax-Röntgenaufnahmen sind einerseits für die Diagnose, andererseits für die Kontrolle des Dehnungszustandes der Lunge erforderlich
- für die Punktion des Pneumothorax wird der Oberkörper des Patienten angehoben
- für die Durchführung der Punktion und das kontrollierte Absaugen der Luftansammlung aus dem Pleuraraum wird eine Assistenz benötigt
- vor jedem Gebrauch den funktionsfähigen Zustand des Pneumothoraxgerätes überprüfen
- das Pneumothoraxgerät mit dem Schlauchsystem soll nach jeder Verunreinigung gereinigt, desinfiziert und sterilisiert werden

Hygiene
- Hände waschen
- ggf. Behaarung abrasieren
- Haut entfetten
- Kopfbedeckung und Mundschutz anziehen

Desinfektion
- zweimalige Desinfektion der Haut über der oberen Thoraxhälfte der entsprechenden Thoraxvorderwand

Sterilität
- für die Punktion werden sterile Handschuhe angezogen
- die vordere Thoraxwand wird mit einem sterilen Lochtuch abgedeckt
- der Verbindungsschlauch vom Pneumothoraxgerät zur Punktionskanüle muß immer steril entnommen werden

Material

steril:
- Kanülen Nr. 14
- Spritzen
- Pneunadeln
- Verbindungsschlauch mit Ansatzstück
- Kornzange
- Lochtuch
- Handschuhe
- Tupfer
- Kompressen

unsteril:
- Pneumothoraxgerät
- Ampullen mit Lokalanaesthetikum
- Flasche mit Alkohol oder Äther
- Flasche mit Desinfektionsmittel
- Wundspray
- Heftpflaster
- Schere
- ggf. Rasiermaterial

Durchführung
- Hände waschen
- Kopfbedeckung und Mundschutz anziehen
- Material bereitlegen
- Pneumothoraxgerät wie folgt vorbereiten:

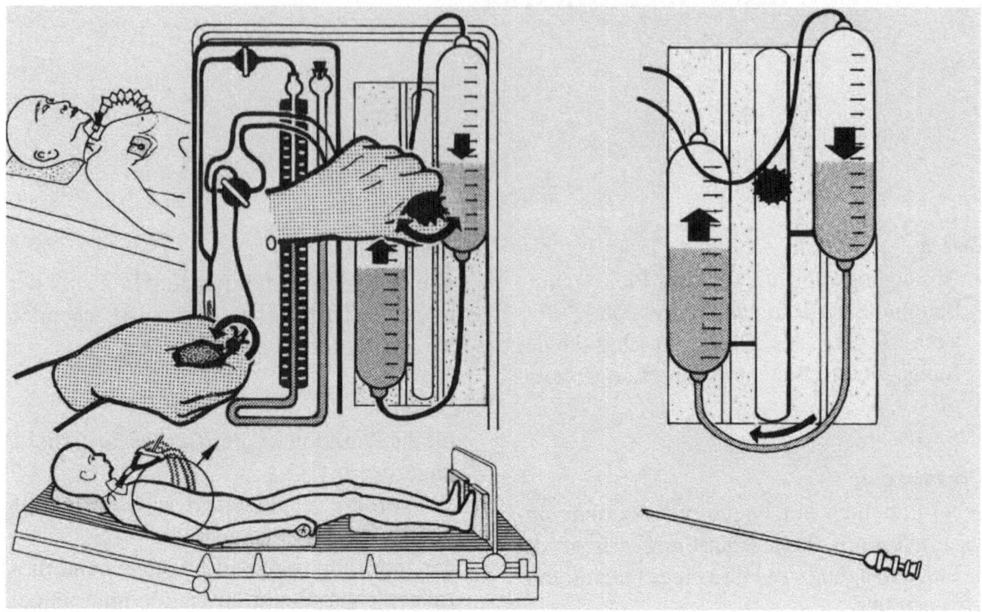

Abb. 7. Füllung eines Flüssigkeitsbehälters an dem Pneumothoraxgerät

Merke: Zwischen den beiden Flüssigkeitsbehältern wird durch Drehen der Höhenverstellschraube ein Höhenunterschied hergestellt. Dabei ist der Verbindungsschlauch zum Manometer durch den Absperrhahn blockiert. Durch Verstellen der Drehscheibe des Vierwegehahnes wird das System der Flüssigkeitsbehälter freigegeben. Zum Schluß wird die Verschlußschraube am Ballon des Luftzuleitungsschlauches geöffnet. Nach der Füllung des unteren Flüssigkeitsbehälters wird der Vierwegehahn mit Hilfe der Drehscheibe geschlossen.

- Ventilschraube am Ballon des Luftzuleitungsschlauches öffnen
- die Verbindung zwischen dem Luftzuleitungsschlauch und einem der Flüssigkeitsbehälter durch Verstellen der Drehscheibe des Vierwegehahnes herstellen
- den erforderlichen Höhenunterschied zwischen den Flüssigkeitsbehältern mittels der Höhenverstellschraube einstellen
- in dieser Stellung wird der untere Behälter mit der Flüssigkeit aus dem oberen Behälter gefüllt
- die Füllung des unteren Behälters abwarten
- mit der Drehscheibe des Vierwegehahnes das System verschließen
- den mit Flüssigkeit gefüllten Behälter mit-

tels der Höhenverstellschraube nach oben verschieben

- Pneumothoraxgerät auf funktionsfähigen Zustand wie folgt prüfen:
- Absperrhahn am Verbindungsschlauch zum Flüssigkeitsmanometer öffnen
- in diesem Zustand müssen die Flüssigkeitsspiegel im Meß- und im Druckschenkel des Manometers in gleicher Höhe stehen
- Absaugschlauch des Pneumothoraxgerätes abdrücken
- die Verbindung zwischen dem Absaug-

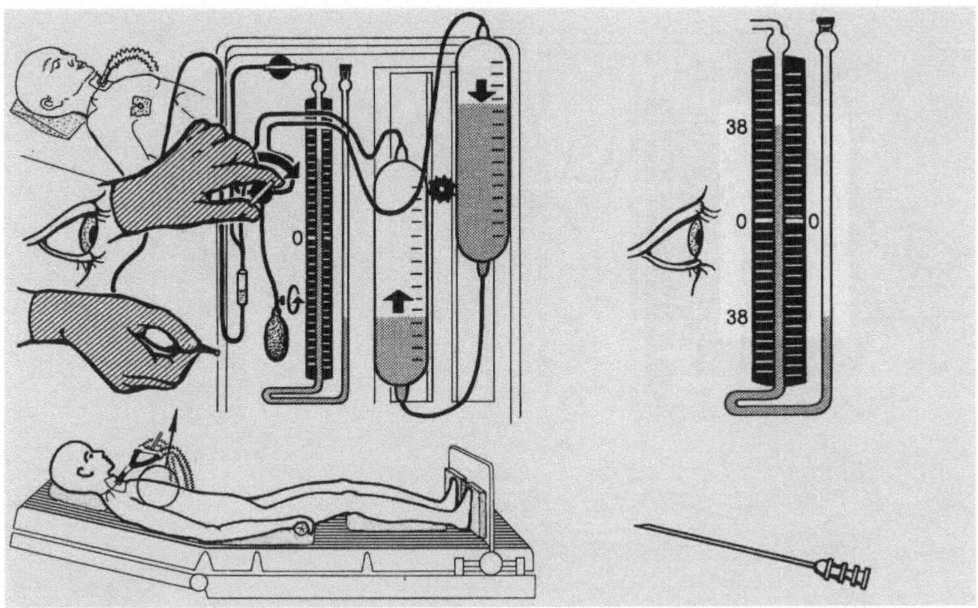

Abb. 8. Überprüfung der Saugeinstellung am Vierwegehahn des Pneumothoraxgerätes

Merke: Der Verbindungsschlauch zum Manometer wird durch Verstellung des Absperrhahnes freigegeben. Der mit Flüssigkeit gefüllte Behälter wird durch Drehung der Höhenverstellschraube nach oben gestellt. Die Verschlußschraube am Ballon des Luftzuleitungsschlauches wird geöffnet und der Absaugschlauch des Pneumothoraxgerätes zusammengedrückt. Bei Verstellung der Drehscheibe des Vierwegehahnes auf Saugen muß der Flüssigkeitsspiegel im Meßschenkel des Manometers sinken.

schlauch und dem oberen Flüssigkeitsbehälter durch Verstellen der Drehscheibe des Vierwegehahnes herstellen

– in diesem Zustand muß der Flüssigkeitsspiegel im Meßschenkel des Manometers wesentlich niedriger liegen als im Druckschenkel des Manometers (Saugen)

– steht der Flüssigkeitsspiegel in dem Meßschenkel des Manometers höher als in dem Druckschenkel, so wurde irrtümlich der leere untere Flüssigkeitsbehälter mit dem Absaugschlauch des Pneumothoraxgerätes verbunden

– in diesem Falle muß die Drehscheibe des Vierwegehahnes in die entgegengesetzte Richtung verstellt werden

– nach Beenden des Prüfungsvorganges das

System mit Hilfe der Drehscheibe des Vierwegehahnes wieder schließen

– in diesem Zustand ist das Gerät betriebsbereit für die Messung des intrapleuralen Druckes

– nach Verstellung der Drehscheibe des Vierwegehahnes in die richtige Richtung kann das Gerät zum Absaugen von Luft verwendet werden

– die Durchführung verläuft im weiteren wie folgt:

– den Oberkörper des Patienten anheben

– ggf. Behaarung abrasieren

– Haut entfetten

– die Haut vorschriftsmäßig zweimal desinfizieren

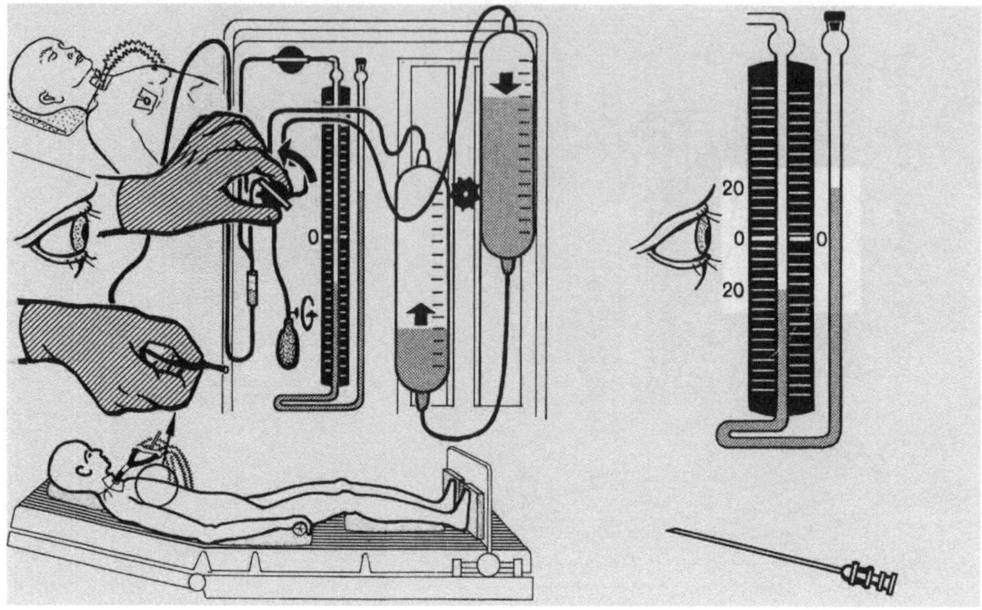

Abb. 9. Das Verhalten der Flüssigkeitssäule im Manometer des Pneumothoraxgerätes bei Einstellung des Vierwegehahnes auf „Druck"

Merke: Wenn der Flüssigkeitsspiegel im Meßschenkel des Manometers bei der Kontrolle des Pneumothoraxgerätes auf „Saugen" nach Verstellung der Drehscheibe des Vierwegehahnes ansteigt, so bedeutet dies, daß der untere Flüssigkeitsbehälter an den Absaugschlauch des Pneumothoraxgerätes angeschlossen ist. In diesem Falle muß für „Saugen" die Drehscheibe in die andere Richtung verstellt werden.

- Handschuhe anziehen
- dem Arzt beim Anziehen der Handschuhe helfen und steriles Lochtuch anreichen
- Lokalanaesthetikum aufziehen und Spritze mit Kanüle dem Arzt geben
- nach der Lokalanaesthesie Stichstelle wieder desinfizieren
- Punktionskanüle und sterilen Verbindungsschlauch anreichen
- das freie Ende des Verbindungsschlauches mit dem Absaugschlauch des Gerätes verbinden
- die Punktionsnadel wird in den Pleuraraum eingeführt
- während der Punktion die Schulter des Patienten festhalten
- anschließend die Einstellung des Flüssigkeitsspiegels im Meßschenkel des Manometers ablesen und registrieren
- den Füllungsstand im oberen Flüssigkeitsbehälter ablesen und registrieren
- auf Aufforderung die Drehscheibe des Vierwegehahnes auf Saugen stellen
- das Absinken des Flüssigkeitsspiegels in dem oberen Flüssigkeitsbehälter beobachten
- das Verhalten der Flüssigkeitssäule in dem Meßschenkel des Manometers ebenfalls beobachten
- über ein plötzliches Absinken des Flüssigkeitsspiegels im Meßschenkel des Manometers sofort Arzt informieren (Verlegung der Öffnung der Pneunadel oder Abknicken des Absaugschlauches)

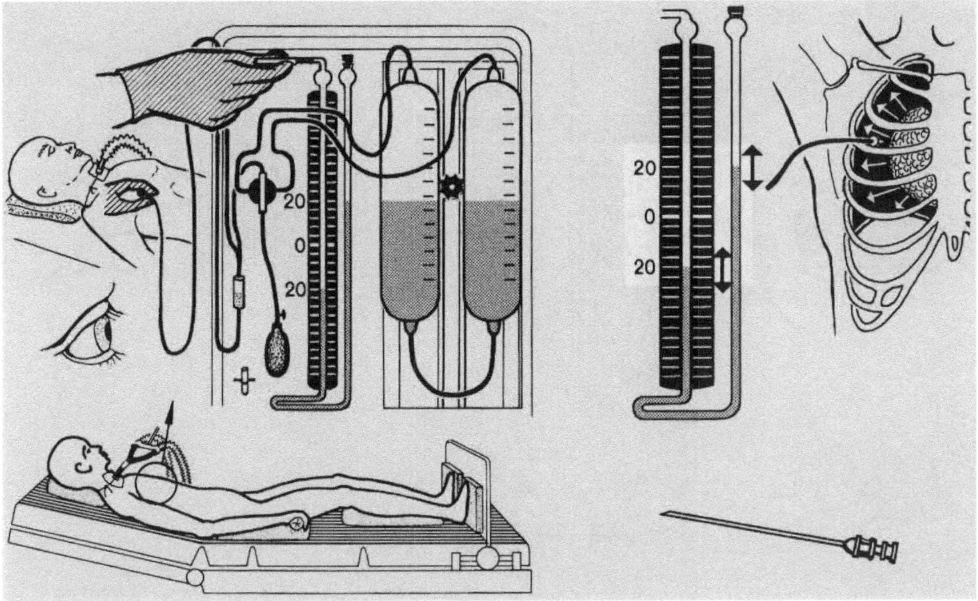

Abb. 10. Messung des intrapleuralen Druckes mit Hilfe des Pneumothoraxgerätes

Merke: Für die Messung wird mit der Drehscheibe des Vierwegehahnes die Verbindung zwischen Manometer und Flüssigkeitsbehältern gesperrt. Der Verbindungsschlauch zum Manometer wird durch Verstellung des Absperrhahnes geöffnet. Bei Überdruck im Pleuraraum steht der Flüssigkeitsspiegel im Meßschenkel des Manometers höher als im Druckschenkel. Die Bewegung der Flüssigkeitssäule zeigt die atemabhängigen Druckschwankungen im Pleuraraum an.

- ggf. auf Aufforderung die Drehscheibe des Vierwegehahnes für kurze Zeit zur Gegenseite drehen (Aufhebung des Soges im Absaugsystem)
- anschließend auf Aufforderung das Absaugen fortsetzen
- auf Aufforderung das Absaugen beenden, indem durch Verstellen des Vierwegehahnes das System verschlossen wird
- die Punktionskanüle wird entfernt
- Stichstelle desinfizieren und mit Wundspray abdecken
- Material zum Anlegen eines sterilen Verbandes anreichen
- Material wegräumen bzw. abwerfen
- Patienten in Ausgangslage bringen
- den Stand im oberen Flüssigkeitsbehälter ablesen und registrieren

- abgesaugte Luftmenge berechnen und registrieren
- zur Kontrolle Röntgenaufnahme des Thorax anfordern

Besonderheiten

- bei sehr großen Luftmengen im Pleuraraum wird das Fassungsvermögen eines Flüssigkeitsbehälters nicht ausreichen
- für die Fortsetzung des Absaugvorganges wird der untere gefüllte Flüssigkeitsbehälter mit Hilfe der Höhenverstellschraube nach oben verschoben
- für die Zeit der Verstellung wird das System mittels des Vierwegehahnes geschlossen
- oft werden am Ende des Absaugens die Druckverhältnisse im Pleuraraum bei der Ein- und Ausatmung kontrolliert

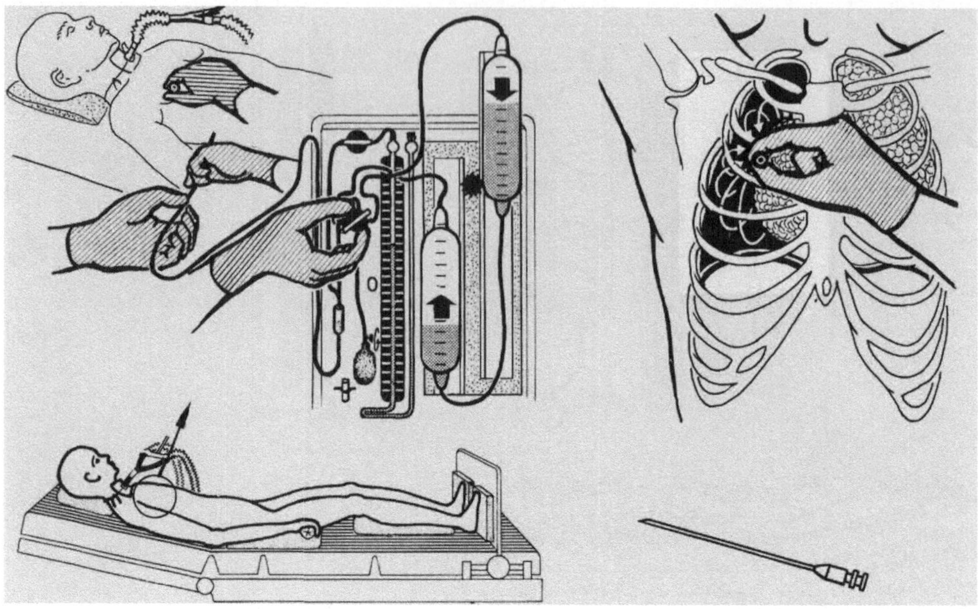

Abb. 11. Absaugen von Luft aus dem Pleuraraum mit Hilfe des Pneumothoraxgerätes

Merke: Nach Prüfung des Pneumothoraxgerätes auf Saugeinstellung schließt der Arzt den Absaugschlauch des Gerätes an die Punktionskanüle an. Der Anschluß erfolgt nach Zwischenschaltung eines sterilen Schlauches. Auf Aufforderung wird die Drehscheibe des Vierwegehahnes auf Saugstellung gestellt. Für die Fortsetzung des Absaugens nach Füllung des unteren Behälters mit Flüssigkeit wird der Vierwegehahn mit der Drehscheibe verschlossen, der gefüllte Behälter nach oben verstellt und der Vierwegehahn durch Drehen der Drehscheibe in die andere Richtung wieder geöffnet.

- das Pneumothoraxgerät eignet sich auch für die Füllung des Pleuraraumes mit Luft
- das Pneumothoraxgerät eignet sich nicht zum Absaugen von *Flüssigkeit* aus dem Pleuraraum
- die Flüssigkeitsbehälter werden unter Zusatz eines Desinfektionsmittels mit sterilem Aqua dest. jeweils bis zur Hälfte gefüllt
- das Filterglas im Absaugschlauch des Pneumothoraxgerätes wird jeweils mit steriler Watte gefüllt

Fehler und Gefahren
- Blutung aus der Interkostalarterie bei Verletzung durch die Punktionskanüle
- Hämatothorax bei Verletzung der Lunge mit der Punktionskanüle
- Füllung des Pleuraraumes mit Luft bei falscher Einstellung des Gerätes
- Einschleppung von Bakterien in den Pleuraraum mit anschließendem Pleuraempyem infolge unsteriler Arbeitsweise bei der Punktion

6. Punktion des Hydro-, Hämato- und Pyothorax

Zweck
- Absaugen von pathologischen Flüssigkeits-ansammlungen aus dem Pleuraraum
- Verbesserung des Gasaustausches in der Lunge durch Behebung der Lungenkompression
- Materialgewinnung für diagnostische Untersuchungen

Organisation
- ein Hydrothorax tritt gelegentlich in der Überleitungsphase nach langdauernder, kontrollierter Beatmung auf
- nach direkter Gewalteinwirkung auf die Thoraxwand entsteht bei Patienten oft ein Hämatothorax
- nach starken Lungenkontusionen tritt oft begleitend ein Hämatothorax auf
- ein Pyothorax entsteht bei Intensivtherapiepatienten am häufigsten infolge einer Superinfektion
- die Punktion des Pleuraraumes bei pathologischer Flüssigkeitsansammlung kann in sitzender oder liegender Stellung des Patienten vorgenommen werden
- die Punktion erfolgt in der Regel in der hinteren Axillarlinie oder in der Skapularlinie im Bereich der unteren Thoraxhälfte
- die Punktion von abgekapselter Flüssigkeitsansammlung erfolgt entsprechend der jeweiligen Lokalisation
- für die Punktion des Hydro-, Hämato- und Pyothorax ist eine Assistenz erforderlich
- Thorax-Röntgenaufnahmen sind einerseits für die Diagnose und andererseits für die Kontrolle nach der Punktion erforderlich
- vor der Vorbereitung die Punktionsstelle erfragen

Hygiene
- Hände waschen
- für die Durchführung der Punktion sterile Handschuhe tragen

- jegliche Kontamination verhüten
- Kopfbedeckung und Mundschutz anziehen
- ggf. Behaarung an der Punktionsstelle abrasieren

Desinfektion
- Haut über der entsprechenden Thoraxhälfte zwischen Wirbelsäule und mittlerer Klavikularlinie zweimal desinfizieren

Sterilität
- Arzt zieht sterilen Kittel und sterile Handschuhe an
- untere Thoraxhälfte mit sterilem Lochtuch abdecken
- für jede Punktion nur neue sterile Materialien (auch Auffanggefäße) verwenden

Material
steril:
- Kanülen Nr. 14
- Punktionskanülen mit Absperrhahn
- Spritzen à 5 ml und 10 ml
- Spritzen à 50 ml
- ggf. Rotandaspritze mit Zubehör
- 2 Meßgefäße à 1000 ml
- Röhrchen mit Verschluß
- Kornzange
- Tuchklemmen
- Abdecktuch
- Lochtuch
- Handschuhe
- Tupfer
- Kompressen

unsteril:
- Ampullen mit Lokalanaesthetikum
- Ampulle mit physiologischer Kochsalzlösung
- ggf. Ampullen mit Medikamenten zur Instillation
- Flasche mit Alkohol oder Äther
- Flasche mit Desinfektionsmittel

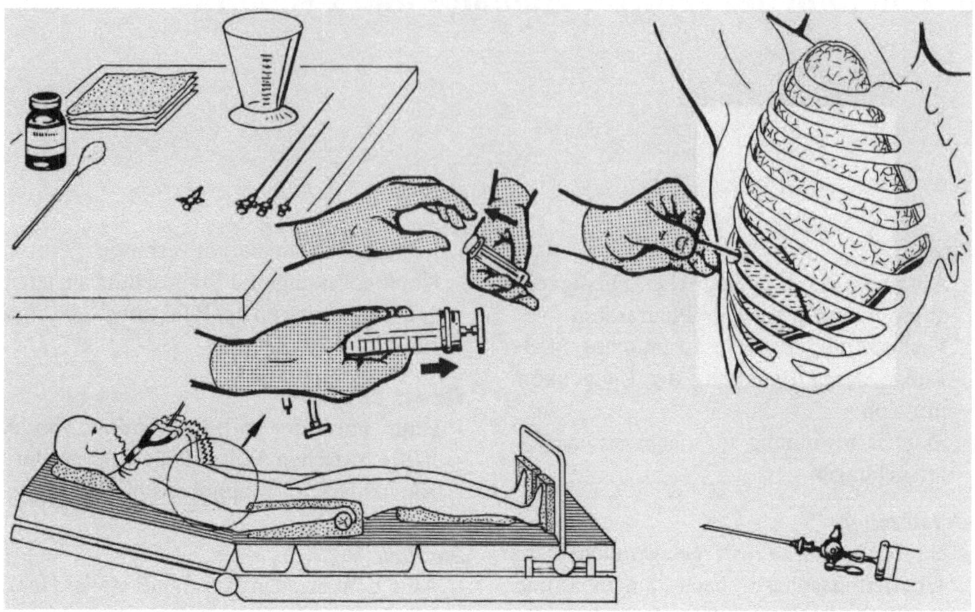

Abb. 12. Punktion des Hydro-, Hämato- und Pyothorax

Merke: In der Intensivtherapie werden Pleurapunktionen oft vorgenommen, daher soll hierfür immer ein fertiges steriles Besteck bereitstehen. Das Pflegepersonal muß die Vorbereitung und Assistenz für die Pleurapunktion beherrschen. Bei der Durchführung ist strengste Sterilität erforderlich, sonst treten schwere Infektionen mit Eiterbildung auf.

- Wundspray
- Heftpflaster
- Schere
- Zellstoff
- Lagerungskissen
- Laborscheine
- ggf. Rasiermaterial

Durchführung
- Punktionsstelle erfragen
- Hände waschen
- Material einschließlich der Auffanggefäße bereitstellen
- Thorax-Röntgenaufnahme bereitlegen
- Patienten lagern und Zellstoff unter die Punktionsstelle legen
- Arzt benachrichtigen
- ggf. Behaarung abrasieren
- Haut entfetten
- Haut desinfizieren
- sterile Handschuhe anziehen

- den Arzt beim Anziehen des sterilen Kittels und der sterilen Handschuhe unterstützen
- neue sterile Handschuhe anziehen
- Spritze mit Lokalanaesthetikum und Kanüle anreichen
- nach Legen der Lokalanaesthesie Haut nochmals desinfizieren
- sterile Tücher und Tuchklemmen zum Abdecken anreichen
- Punktionskanüle anreichen
- während der Punktion Spritzen und Meßgefäße bereitstellen
- in ein Gefäß sterile physiologische Kochsalzlösung einfüllen
- bei dem Absaugen der Flüssigkeit assistieren
- die Assistenz wird bei der Verwendung einfacher Spritzen wie folgt durchgeführt:

- Abnahme und Anreichung der Spritzen gleichzeitig vornehmen

- ggf. aus der ersten Spritze Flüssigkeit aus dem Pleuraraum in das Untersuchungsröhrchen füllen
- gefüllte Spritze in Auffanggefäß entleeren und mit steriler physiologischer Kochsalzlösung durchspülen

- die Assistenz bei der Anwendung der Rotandaspritze wird wie folgt durchgeführt:

- Rotandaspritze mit Schlauchsystem zusammensetzen
- den Drehknopf der Rotandaspritze so drehen, daß der Pfeil zum Verbindungsschlauch zum Patienten zeigt
- die Rotandaspritze dem Arzt anreichen
- die Meßgefäße bereitstellen
- in eines der Meßgefäße sterile physiologische Kochsalzlösung einfüllen
- die Menge der physiologischen Kochsalzlösung merken
- die zwei freien Schläuche der Rotandaspritze in die Meßgefäße einhängen
- während des Absaugens der Flüssigkeit Meßgefäße fixieren und darauf achten, daß der Schlauch in der physiologischen Kochsalzlösung immer unter dem Flüssigkeitsspiegel bleibt
- ggf. Drehknopf der Rotandaspritze fixiert halten

- die Drehung der Rotandaspritze erfolgt in folgender Reihenfolge:

- Füllung der Spritze mit Flüssigkeit aus dem Pleuraraum
- Drehung der Spritze zum freihängenden Schlauch
- ggf. Füllung des Röhrchens für die Laboruntersuchung mit der abgesaugten Flüssigkeit
- Entleerung der Spritze
- Drehung der Spritze zu dem Schlauch hin, der in der physiologischen Kochsalzlösung hängt
- Füllung der Spritze mit physiologischer Kochsalzlösung
- Drehung der Spritze zu dem freihängenden Schlauch
- Entleerung der Spritze

- Drehung der Spritze zu dem Verbindungsschlauch zum Patienten
- Fortsetzung der Absaugung der Flüssigkeit aus dem Pleuraraum

- Flüssigkeit im Auffanggefäß ablesen (Menge der Spülflüssigkeit berücksichtigen)
- am Ende des Eingriffs Stichstelle desinfizieren und mit Wundspray abdecken
- steriles Material für den Verband anreichen
- den Verband fixieren
- das Material entfernen
- den Patienten in die Ausgangsposition bringen
- Menge, Art und Aussehen der abgesaugten Flüssigkeit registrieren
- ggf. Untersuchungsmaterial mit Laborschein weiterleiten
- Röntgenaufnahme zur Kontrolle des Thorax anfordern
- Hände waschen

Besonderheiten
- wenn die Messung des spezifischen Gewichtes erforderlich ist, muß hierfür die Flüssigkeit in ein besonderes Gefäß ohne Vermischung mit Kochsalzlösung gespritzt werden
- als seltene Komplikation der Infusionstherapie, insbesondere über die Vena subclavia, kann es zu einem Hydrothorax kommen
- das Absaugen von dickem Eiter gelingt oft nicht durch eine Punktionskanüle
- ggf. wird eine Thoraxdrainage gelegt
- die Punktion einer abgekapselten Flüssigkeitsmenge ist oft schwierig
- hierfür müssen oft mehrere Punktionsversuche vorgenommen werden
- für jeden Punktionsversuch muß eine neue sterile Kanüle verwendet werden

Fehler und Gefahren
- Blutungen
- Infizierung der Pleuraflüssigkeit durch mangelnde Sterilität
- Einspritzung von Flüssigkeit in den Pleuraraum bei falscher Handhabung der Rotandaspritze

7. Punktion des Herzbeutels

Zweck
- Vorbeugung und Behandlung einer Herzbeuteltamponade
- Verbesserung der diastolischen Füllung des Herzens
- Verbesserung der Kreislauffunktion

Organisation
- eine Herzbeuteltamponade kann bei Patienten mit Herzkontusion in einer schleichenden Form entstehen
- eine Herzbeuteltamponade kann bei der Ruptur der Herzmuskulatur sehr schnell entstehen
- bei gestauten Halsvenen, erhöhtem zentralvenösen Druck, frequentem Puls, niedrigem Blutdruck und Atemnot ist bei entsprechender Anamnese der Verdacht auf eine Herzbeuteltamponade begründet
- für die Diagnose ist unter anderem die Registrierung der EKG-Ableitung und eine Röntgenaufnahme des Thorax erforderlich
- den Patienten mit erhöhtem Oberkörper in Rückenlage bringen
- für die Durchführung ist eine Assistenz erforderlich

Hygiene
- Hände waschen
- Haarbedeckung und Mundschutz anziehen
- ggf. Behaarung abrasieren

Desinfektion
- die Haut in dem Bereich zwischen der rechten und linken mittleren Klavikularlinie und den Horizontallinien in der Höhe des Brustbeinansatzes der fünften Rippe einerseits und der Verbindung der tiefsten Punkte des linken und rechten Rippenbogenrandes andererseits zweimal desinfizieren

Sterilität
- sterile Handschuhe anziehen
- Arzt zieht sterilen Kittel und sterile Handschuhe an

Material

steril:
- Kanülen Nr. 14
- 2 dünne Punktionskanülen mit Drehverschluß 8–10 cm lang
- Spritzen à 5 ml
- 2 Spritzen à 20 ml
- Meßgefäß
- Kornzange
- Lochtuch
- Kittel
- Handschuhe
- Kompressen
- Tupfer

unsteril:
- Ampullen mit Lokalanaesthetikum
- Flasche mit Alkohol oder Äther
- Flasche mit Desinfektionsmittel
- Wundspray
- Heftpflaster
- Schere
- ggf. Rasiermaterial

Durchführung
- Hände waschen
- Material bereitlegen
- Thorax-Röntgenaufnahme bereitlegen
- Patienten lagern
- Arzt benachrichtigen
- ggf. Behaarung abrasieren
- Haut entfetten
- Haut zweimal desinfizieren
- sterile Handschuhe anziehen
- dem Arzt beim Anziehen des sterilen Kittels und der sterilen Handschuhe helfen

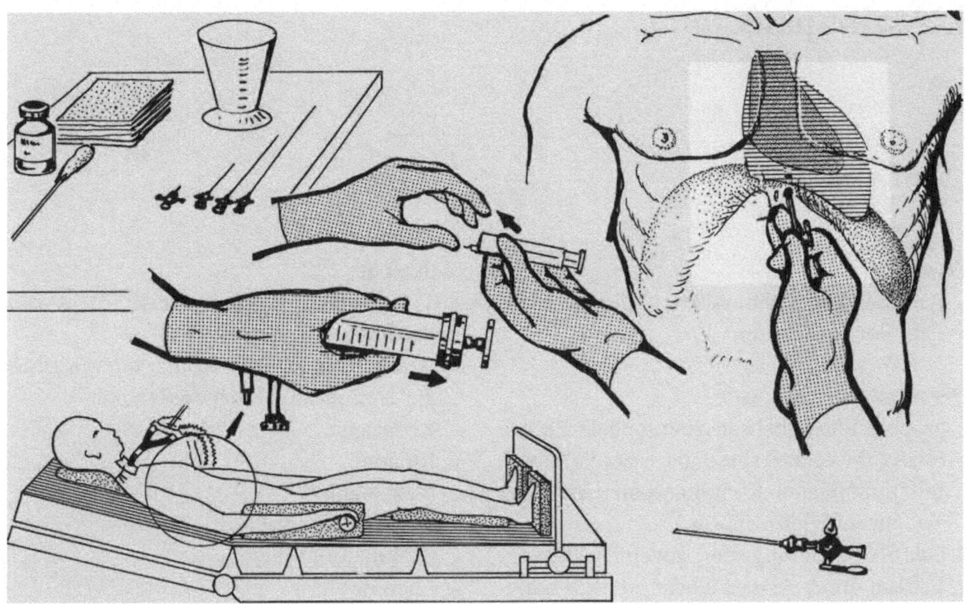

Abb. 13. Pericardpunktion

Merke: Blut- oder Flüssigkeitsansammlung zwischen den beiden Perikardblättern können durch Drosselung des Blutstromes in den zum Herzen führenden Venen einen Kreislaufstillstand verursachen. Die Entlastung erfolgt durch Punktion des Perikards und Absaugen der Flüssigkeit. Die Vorbereitung und die Assistenz bei der Durchführung gehört zu den Aufgaben des Pflegepersonals.

– neue sterile Handschuhe anziehen
– Abdecktuch anreichen
– Spritze mit Lokalanaesthetikum und aufgesetzter Kanüle anreichen
– Punktionskanüle mit aufgesetzter 20 ml Spritze bereithalten
– bei Absaugung der Flüssigkeit assistieren
– nach Entfernung der Punktionskanüle Stichstelle desinfizieren, mit Wundspray abdecken und mit Schutzverband versehen
– Material wegräumen
– Menge, Art und Beschaffenheit der abgesaugten Flüssigkeit registrieren
– Patienten in Ausgangslage bringen
– Blutdruck und zentralvenösen Druck kontrollieren

Besonderheiten

– die Punktion kann mit an die Kanüle angeschlossener EKG-Elektrode vorgenommen werden
– bei Berührung des Herzmuskels mit der Kanüle wird der QRS-Komplex negativ
– hierdurch läßt sich eine versehentliche Punktion des Herzens vermeiden
– nach erneutem Auftreten eines Hämatoperikards kann ein operativer Eingriff erforderlich werden

Fehler und Gefahren

– Kreislaufstillstand infolge zu späten Eingreifens
– Verletzung der Herzmuskulatur
– Arrhythmien
– Infektion infolge unsteriler Arbeitsweise

8. Aszitespunktion

Zweck
– Ablassen von pathologischer Flüssigkeit aus dem Peritonealraum

Organisation
– größere Flüssigkeitsansammlung im Peritonealraum kann insbesondere bei Patienten mit pulmonalen Komplikationen zu einer Ateminsuffizienz führen
– eine Behinderung der Zwerchfellbeweglichkeit durch Aszites macht oft nach Langzeitbeatmung die Überleitung zur Spontanatmung unmöglich
– die Aszitespunktion erfolgt im linken unteren Quadrant der Bauchdecke
– vor der Durchführung muß die Harnblase entleert werden
– für die Durchführung ist eine Assistenz erforderlich

Hygiene
– Hände waschen
– Kopfbedeckung und Mundschutz anziehen
– ggf. Behaarung abrasieren

Desinfektion
– die Haut im linken unteren Quadrant der Bauchdecke einschließlich des Nabels zweimal desinfizieren

Sterilität
– sterile Handschuhe anziehen
– Arzt zieht sterilen Kittel und sterile Handschuhe an
– die Bauchdecke wird mit sterilem Lochtuch abgedeckt

Material

steril:
– Kanülen Nr. 14
– Spritzen à 5 ml und 10 ml
– Skalpell
– Trokar oder Einmalbesteck für Aszitespunktion
– Ansatzschlauch mit Konus oder Katheter zur Einführung durch den Trokar
– Kornzange
– Klemme
– Nadelhalter
– chirurgische Pinzette
– Nahtmaterial (Seide)
– Lochtuch
– Kittel
– Handschuhe
– Kompressen
– Tupfer
– Meßgefäß
– ggf. Laborröhrchen

unsteril:
– Ampullen mit Lokalanaesthetikum
– Flasche mit Alkohol oder Äther
– Flasche mit Desinfektionsmittel
– Wundspray
– großes Auffanggefäß
– Heftpflaster
– Schere
– Gummituch
– Zellstoff
– Laborscheine
– Urimeter
– ggf. Rasiermaterial

Durchführung
– Hände waschen
– Material bereitlegen
– Patienten in Rückenlage bringen
– ggf. Behaarung abrasieren
– Harnblase des Patienten entleeren
– Hände waschen
– Bett leicht nach links kippen oder den Patienten leicht nach links drehen
– Bett mit Gummituch schützen

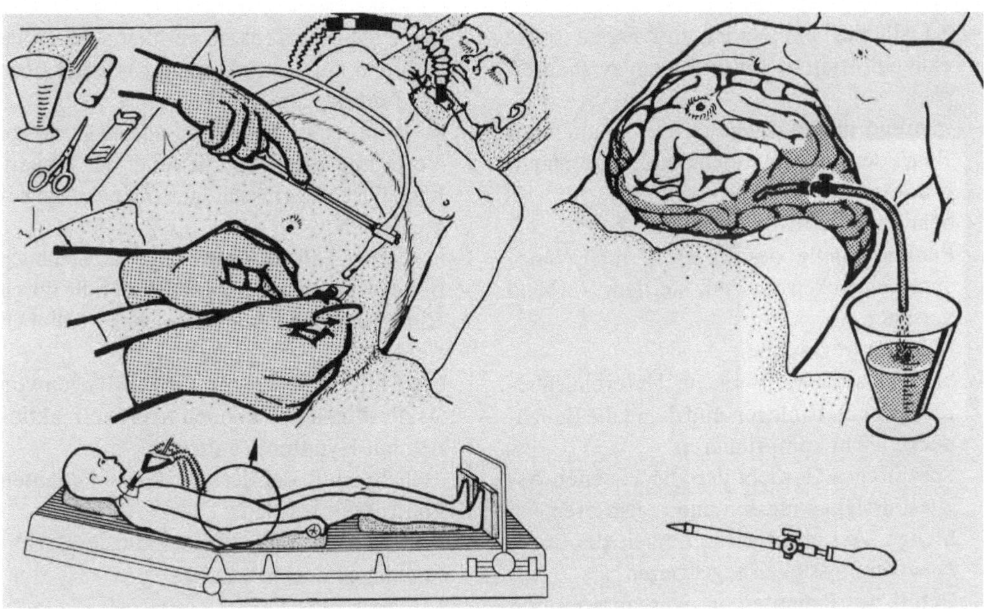

Abb. 14. Aszitespunktion

Merke: Die Punktion der Bauchhöhle zur Ableitung der Aszitesflüssigkeit erfolgt in der Regel mit Hilfe eines Trokars. Hierfür sind heute fertige Sets im Handel erhältlich. Assistenz und Überwachung sind Aufgaben des Pflegepersonals.

- Zellstoff auf das Gummituch legen
- Haut zweimal vorschriftsmäßig desinfizieren
- den Arzt benachrichtigen
- sterile Handschuhe anziehen
- dem Arzt beim Anziehen des sterilen Kittels und der Handschuhe helfen
- neue sterile Handschuhe anziehen
- Spritze mit Lokalanaesthetikum und aufgesetzter Kanüle anreichen
- nach erfolgter Lokalanaesthesie Stichstelle desinfizieren
- Lochtuch anreichen
- Skalpell bereithalten
- während der Stichinzision im sterilen Bereich leicht auf die Bauchdecke drücken
- Trokar bereithalten
- Arzt durchstößt die Bauchdecke mit dem Trokar

- während der Punktion den Patienten pressen lassen oder im sterilen Bereich auf die Bauchdecke drücken
- Ansatzschlauch dem Arzt geben
- Schlauchende in Auffanggefäß bringen
- Arzt entfernt das Innenteil des Trokars und schließt den Schlauch an
- ggf. Aszitesflüssigkeit in das Laborröhrchen einfüllen
- Ablassen der Aszitesflüssigkeit kontrollieren
- nach Entfernung der vereinbarten Menge den Ablaßschlauch abklemmen
- Arzt entfernt den Ablaßschlauch mit dem Trokar und drückt den Stichkanal durch Falten der Bauchdecke zusammen
- Trokar mit Ablaßschlauch dem Arzt abnehmen
- neue sterile Handschuhe anziehen

- Nadelhalter mit Nadel und Faden sowie eine chirurgische Pinzette dem Arzt anreichen
- während der Nahtlegung durch Falten der Bauchdecke den Stichkanal zusammendrücken
- dem Arzt die Instrumente abnehmen
- Punktionsstelle desinfizieren, mit Wundspray abdecken und mit sterilem Verband versehen
- Material wegräumen
- breite elastische Binde im Unterbauchbereich zirkulär anlegen und damit die Bauchdecke leicht komprimieren
- Spezifisches Gewicht der abgelassenen Aszitesflüssigkeit messen und registrieren
- Menge, Art und Beschaffenheit der abgelassenen Flüssigkeit registrieren
- Bett bzw. Patienten in Ausgangsposition bringen
- die abgelassene Flüssigkeit entfernen
- Laborröhrchen beschriften und mit ausgefülltem Laborschein weiterleiten
- nachfließende Aszitesflüssigkeit an der Punktionsstelle kontrollieren
- ggf. Verbandswechsel mit Desinfektion der Haut vornehmen

Besonderheiten

- die Aszitespunktion kann mit fertigem Set einfacher und sauberer vorgenommen werden
- bei der Einführung eines Schlauches durch die Hülle des Trokars verbleibt die Hülle während der Entfernung der Flüssigkeit in der Bauchdecke
- es kann eine Abflußbehinderung infolge Verlegung des Schlauches oder der Trokarhülle durch Darmschlingen oder Netzgewebe entstehen
- in diesem Falle muß der liegende Schlauch bewegt oder die Verlegung der Hülle durch Einführung eines Schlauches behoben werden
- bei Entfernung von größeren Mengen von Aszitesflüssigkeit können Kreislaufreaktionen mit Hypotonie auftreten
- deshalb muß der Kreislauf des Patienten kontrolliert werden
- vor und nach der Punktion sollte der Bauchumfang gemessen werden

Fehler und Gefahren

- Verletzung eines größeren Blutgefäßes bei der Punktion
- Verletzung des Darmes bei der Punktion
- Blutdruckabfall bei dem Durchstechen der Bauchdecke
- Blutdruckabfall während der Entfernung der Flüssigkeit
- Verlegung des Schlauches oder der Trokarhülle mit Abflußbehinderung durch eine Darmschlinge oder Netzgewebe
- Infektion durch unsterile Arbeitsweise oder Unterlassung des Verbandwechsels, wenn der Verband durchnäßt ist

9. Douglaspunktion

Zweck
- diagnostische Punktion des Douglasraumes bei Frauen und Männern

Organisation
- bei Verdacht auf Blut- oder Eiteransammlung im Bauchraum kann während der Intensivbehandlung die Durchführung einer Douglaspunktion zu diagnostischen Zwecken erforderlich werden
- bei Patienten mit erhaltenem Bewußtsein ist für die Durchführung eine Kurznarkose notwendig

Hygiene
- Hände waschen
- Haarbedeckung und Mundschutz anziehen
- ggf. Behaarung abrasieren
- die Genitalgegend des Patienten mit desinfizierender Lösung reinigen

Desinfektion
- die Desinfektion der Scheide bzw. des Enddarmes führt der Arzt selber durch

Sterilität
- Arzt und Assistenz ziehen sterile Handschuhe an
- das Punktionsgebiet wird mit sterilem Lochtuch abgedeckt

Material

steril:
- 2 Vaginalspekula (bzw. Rektalspekula)
- Uterusfaßzange (nur bei Frauen)
- Kugelfaßzange (nur bei Frauen)
- Douglaspunktionskanüle
- Spritzen à 20 ml
- langstieliges Skalpell
- Dilatationszange
- lange chirurgische Pinzette
- lange anatomische Pinzette
- 3 Kornzangen lang
- 4 Tuchklemmen
- Schale für Desinfektionsmittel
- Petri-Schale
- Laborröhrchen mit Verschluß
- Abdecktuch
- Lochtuch
- Handschuhe
- Gazestreifen
- Kompressen
- Tupfer

unsteril:
- Ampullen mit Narkosemittel
- Flasche mit Desinfektionsmittel
- Beinstützen
- Drehstuhl
- Abwurfschale
- Gummituch
- Zellstoff
- Laborscheine

Durchführung
- Hände waschen
- Material bereitlegen
- Gesäß des Patienten an den Bettrand ziehen und die Beine auf die angebrachten Beinstützen lagern
- Gummituch und Zellstoff unter das Gesäß des Patienten legen
- ggf. Behaarung abrasieren
- Handschuhe anziehen
- Genitalgegend mit desinfizierender Lösung reinigen
- ggf. Skrotum und Penis nach oben fixieren
- Anaesthesisten und Operateur benachrichtigen
- Narkose wird eingeleitet
- sterile Handschuhe anziehen
- dem Operateur sterile Handschuhe geben

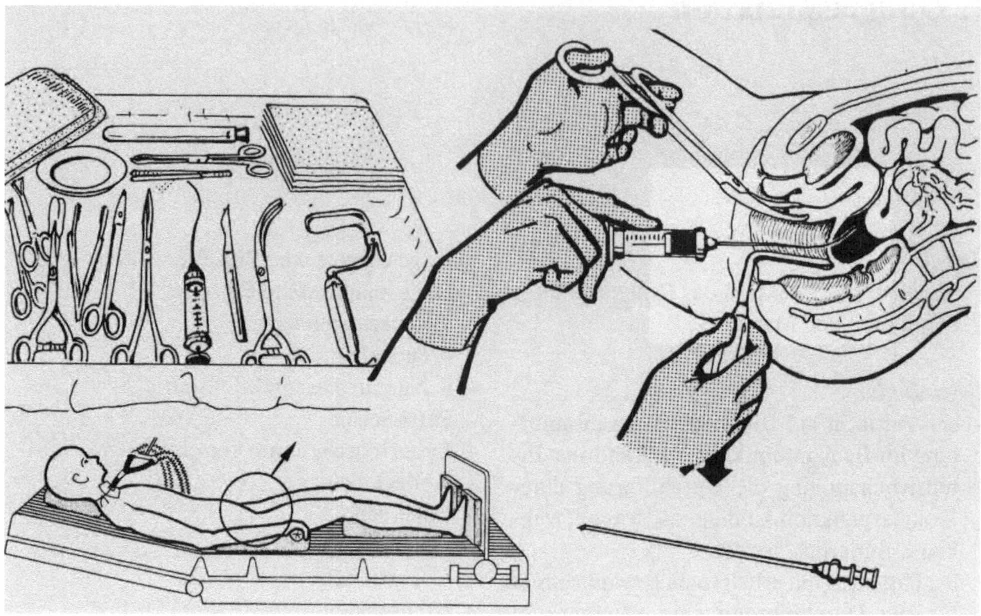

Abb. 15. Punktion des Douglasraumes

Merke: Dieser Eingriff gehört zu den seltenen diagnostischen Maßnahmen auf einer Intensivbehandlungsstation. Eine Bevorratung der Instrumente ist daher nicht erforderlich. Die Assistenz und die Überwachung durch das Pflegepersonal muß jedoch gewährleistet sein.

- Schale mit Desinfektionslösung bereitstellen
- sterile Tücher anreichen und mit Tuchklemmen fixieren

- die Punktion wird bei Frauen wie folgt durchgeführt:

- Vaginalspekula anreichen
- Kornzange mit Tupfer dem Arzt geben
- unteres Vaginalspekulum festhalten
- der Arzt desinfiziert die Scheide
- Uterusfaßzange anreichen
- der Arzt desinfiziert das hintere Scheidengewölbe
- Douglaspunktionskanüle mit aufgesetzter Spritze anreichen
- nach Entfernung der Punktionskanüle lange Pinzette und Gazestreifen dem Arzt geben

- die Douglaspunktion wird bei Männern wie folgt durchgeführt:

- Rektalspekula dem Arzt geben
- Kornzange mit Tupfer dem Arzt geben
- unteres Rektalspekulum festhalten
- Arzt desinfiziert den Enddarm und kontrolliert anschließend mit dem Finger die Punktionsstelle
- Douglaspunktionskanüle mit aufgesetzter Spritze dem Arzt anreichen
- nach Entfernung der Punktionskanüle lange Pinzette und Gaze-Streifen dem Arzt geben

- Material entfernen
- Patienten in Ausgangsposition bringen
- ggf. Untersuchungsmaterial in beschriftetem Röhrchen mit ausgefülltem Laborschein in das Labor senden

- Patienten in der Aufwachphase gut überwachen

Besonderheiten
- die Punktion kann bei Männern auch ohne Sicht erfolgen
- in diesem Falle wird die Punktionskanüle am tastenden Finger mit Hilfe eines Fingerlinges fixiert
- die Douglaspunktion wird in der Regel im Operationsraum vorgenommen

- bei eitrigem Douglassack wird sofort eine Drainage gelegt
- bei Blut im Douglassack wird oft sofort anschließend operiert
- Bei Männern nötigenfalls den Enddarm durch Einlauf säubern

Fehler und Gefahren
- evtl. Blutung beim Anstechen eines Gefäßes

10. Punktion der Harnblase

Zweck
- Entnahme von Urin aus der Harnblase zur bakteriologischen Untersuchung

Organisation
- punktiert wird nur eine ausreichend gefüllte Harnblase
- der Patient muß entweder entsprechend viel trinken oder eine ausreichende Menge Infusionsflüssigkeit erhalten
- die Punktion erfolgt in Rückenlage
- eine Assistenz ist erforderlich

Hygiene
- Hände waschen
- Haarbedeckung, Mundschutz anziehen
- Behaarung abrasieren
- Haut entfetten

Desinfektion
- die Haut wird in dem Bereich, der begrenzt ist von Symphyse, Leistenband beiderseits und der Horizontallinie zwischen der oberen Spitze des Beckenkammes beiderseits, zweimal desinfiziert

Sterilität
- Arzt und Assistenz ziehen sterile Handschuhe an
- das Punktionsgebiet wird mit einem sterilen Lochtuch abgedeckt

Material

steril:
- Kanüle Nr. 14
- 2 feine Punktionskanülen (8–10 cm) mit Drehverschluß
- Spritzen à 5 ml und 10 ml
- Röhrchen mit Verschluß
- Kornzange
- Lochtuch
- Handschuhe
- Tupfer
- Kompressen

unsteril:
- Ampullen mit Lokalanaesthetikum
- Flasche mit Alkohol oder Äther
- Flasche mit Desinfektionsmittel
- Wundspray
- Heftpflaster
- Schere
- Rasiermaterial
- Laborscheine

Durchführung
- der Patient wird wie folgt vorbereitet:

- 6 Stunden keinen Urin lassen
- 1 Stunde vor dem Eingriff 500–1000 ml Tee trinken lassen
- ggf. entsprechende Menge Flüssigkeit infundieren
- für den Eingriff den Patienten sachgerecht lagern und Urinflasche anlegen bzw. Steckbecken unterschieben
- Hände waschen
- Behaarung abrasieren
- Haut entfetten
- Arzt benachrichtigen
- Haut desinfizieren
- sterile Handschuhe anziehen
- Arzt zieht sterile Handschuhe an
- Spritze mit Lokalanaesthetikum und aufgesetzter Kanüle dem Arzt geben
- nach Legen der Lokalanaesthesie Haut nochmals desinfizieren
- Lochtuch bereithalten
- 10 ml Spritze mit aufgesetzter Punktionskanüle dem Arzt geben
- bei der Punktion mit gespreiztem Daumen und Zeigefinger unter leichtem Druck auf die Bauchdecke die Harnblase fixieren

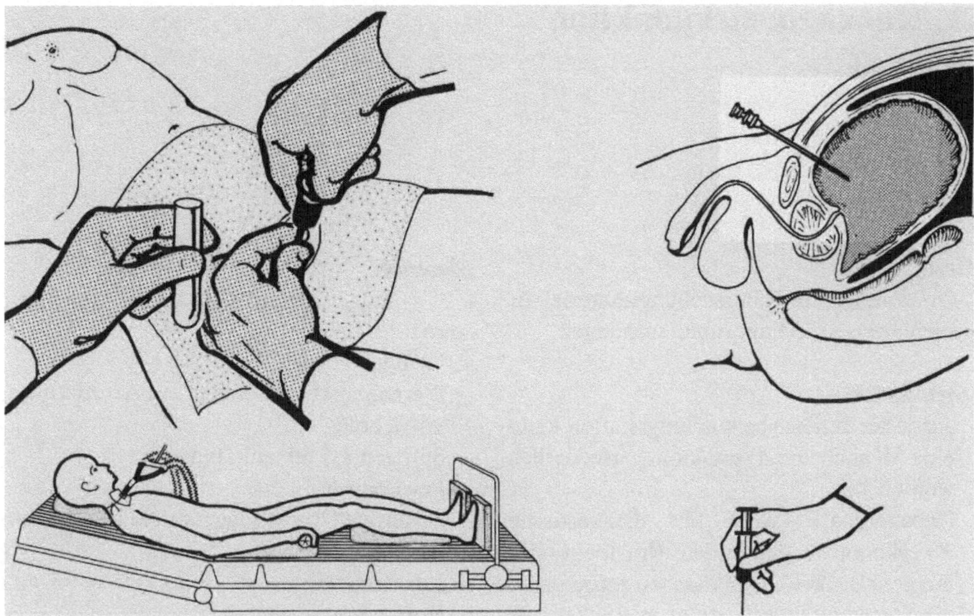

Abb. 16. Punktion der Harnblase

Merke: Die Entnahme von Urin für bakteriologische Untersuchungen erfolgt zwar in der Regel über einen Harnblasenkatheter. Hierbei besteht jedoch immer die Möglichkeit einer Kontamination, die zu falschen Untersuchungsergebnissen führen kann. Eine Entnahme ohne Gefahr einer Kontamination kann nur mit Hilfe einer Blasenpunktion erfolgen.

- bei Entfernung der Punktionskanüle sterilen Tupfer — mit Desinfektionsmittel getränkt — über 2–3 Minuten auf die Stichstelle drücken
- während dieser Zeit den Patienten zum Wasserlassen auffordern
- steriles Laborröhrchen bereithalten
- Stichstelle mit Wundspray und Schutzverband abdecken
- Material wegräumen
- Urin sofort in beschriftetem Laborröhrchen mit ausgefülltem Laborschein in das Labor senden

Besonderheiten
- zur bakteriologischen Verlaufskontrolle wird die Blasenpunktion wiederholt
- falls die Urinprobe nicht sofort in das Labor geschickt werden kann, muß sie im Kühlschrank aufbewahrt werden

Fehler und Gefahren
- nicht ausreichend gefüllte Blase
- Urinphlegmone in dem lockeren Bindegewebe als Folge der Punktion
- Verletzung eines Blasenwandgefäßes
- längeres Stehenlassen des Untersuchungsmaterials bei Zimmertemperatur

11. Knochenmarkpunktion

Zweck
- Gewinnung von Untersuchungsmaterial für hämatologische Laboruntersuchungen

Organisation
- auf jeder Intensivbehandlungsstation kann eine Knochenmarkpunktion erforderlich werden
- Knochenmark wird für diagnostische Zwecke entweder aus dem Brustbein oder aus dem Beckenkammknochen entnommen
- die Sternalpunktion erfolgt in Rückenlage des Patienten
- die Beckenkammpunktion wird in der Regel in Bauchlage durchgeführt
- für die Vorbereitung muß die Entnahmestelle bekannt sein
- eine Assistenz ist erforderlich

Hygiene
- Hände waschen
- Haarbedeckung und Mundschutz anziehen
- ggf. Behaarung abrasieren
- Haut entfetten

Desinfektion
- für die Sternalpunktion wird die Haut über dem gesamten Brustbein zweimal desinfiziert
- für die Beckenkammpunktion wird die Haut in einem Bereich von 10 cm Radius von der oberen Beckenkammspitze gerechnet zweimal desinfiziert

Sterilität
- Arzt und Assistenz ziehen sterile Handschuhe an
- das Punktionsgebiet wird mit einem sterilen Lochtuch abgedeckt

Material

steril:
- Kanülen Nr. 14
- Sternalpunktionskanülen mit Arretierungsvorrichtung
- Spritzen à 5 ml und 10 ml
- Petri-Schale
- entfettete Objektträger (geschliffen und ungeschliffen)
- Lanzetten
- Kornzange
- Lochtuch
- Handschuhe
- Tupfer
- Kompressen

unsteril:
- Ampullen mit Lokalanaesthetikum
- Ampulle mit physiologischer Kochsalzlösung
- Flasche mit Alkohol oder Äther
- Flasche mit Desinfektionsmittel
- Wundspray
- Heftpflaster
- Schere
- Laborscheine
- ggf. Rasiermaterial

Durchführung
- Hände waschen
- Material bereitlegen
- Patienten lagern
- ggf. Behaarung abrasieren
- Haut entfetten
- Arzt benachrichtigen
- Haut zweimal vorschriftsmäßig desinfizieren
- sterile Handschuhe anziehen
- Arzt zieht sterile Handschuhe an
- Spritze mit Lokalanaesthetikum und aufgesetzter Kanüle dem Arzt geben

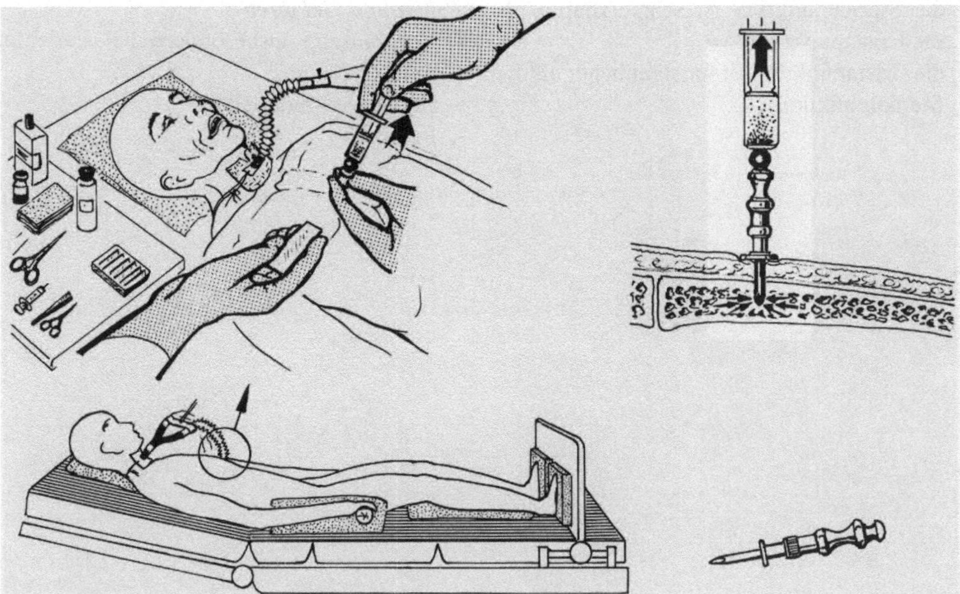

Abb. 17. Punktion des Sternums

> **Merke:** Die Punktion des Sternums gehört zu den seltenen Punktionen auf einer Intensivbehandlungsstation. Das Pflegepersonal muß dennoch das Instrumentarium kennen und die Vorbereitung sowie die Assistenz durchführen können. Eine besonders schmerzhafte Phase der Punktion für den Patienten ist das Absaugen des Knochenmarks.

- nach Legen der Lokalanaesthesie Haut nochmals desinfizieren
- Lochtuch bereithalten
- ggf. Lanzette für Stichinzision anreichen
- Sternalpunktionskanüle dem Arzt geben
- der Arzt stellt die Arretierung ein und bohrt die Kanüle in den Knochen
- dem Arzt die 10 ml Spritze geben
- ansprechbare Patienten auf den plötzlichen Schmerz beim Absaugen des Knochenmarks aufmerksam machen
- Petri-Schale bereithalten
- ggf. Knochenmark mit physiologischer Kochsalzlösung aufschwemmen
- nach Entfernung der Punktionskanüle sterilen Tupfer – mit Desinfektionslösung getränkt – auf die Stichstelle drücken
- evtl. Nachblutung beobachten

- ggf. Druckverband auf die Punktionsstelle anlegen
- wenn Druckverband nicht erforderlich, Punktionsstelle mit Wundspray und Schutzverband abdecken
- Knochenmark (grau-gelblich bzw. rötliche Brocken) mit sterilem Tupfer auf den Objektträger auftragen
- mit geschliffenem Objektträger das Knochenmark ausstreichen
- Präparat mit ausgefülltem Laborschein in das Labor senden
- Material wegräumen

Besonderheiten
- manchmal wird vor der Punktion eine Stichinzission der Haut vorgenommen

- die Sternalpunktion ist schmerzhafter als die Cristapunktion
- die Cristapunktion ist umständlicher als die Sternalpunktion

Fehler und Gefahren
- Nachblutung insbesondere bei Patienten mit Leukämie
- zu tiefe Sternalpunktion
- Infektion

12. Leberpunktion

Zweck
- Gewinnung von Leberparenchym für diagnostische Untersuchungen

Organisation
- die Ergebnisse von gerinnungsanalytischen Untersuchungen müssen vorliegen
- für die Behandlung evtl. auftretender Blutungen ist Vorsorge zu treffen
- den Patienten nach Möglichkeit für die Punktion auf die linke Seite lagern
- die Punktion erfolgt in der Regel im neunten Interkostalraum in der vorderen oder mittleren Axillarlinie rechts
- für die Durchführung ist eine Assistenz erforderlich

Hygiene
- Hände waschen
- Haarbedeckung und Mundschutz anziehen
- ggf. Behaarung abrasieren

Desinfektion
- die Haut über der rechten Thoraxhälfte von der mittleren Klavikularlinie bis zur Skapularlinie zwischen den Horizontallinien des sternalen Ansatzes der fünften Rippe und tiefstem Punkt des Rippenbogens zweimal desinfizieren

Sterilität
- für den Eingriff sterile Handschuhe tragen
- Arzt zieht sterilen Kittel und sterile Handschuhe an

Material

steril:
- Kanülen Nr. 14
- Leberpunktionskanülen (Menghini-Nadel)
- Spritzen à 5 ml und 20 ml
- Lanzette
- Kornzange
- Lochtuch
- Handschuhe
- Kompressen
- Tupfer
- Laborröhrchen mit Fixierlösung

unsteril:
- Ampullen mit Lokalanaesthetikum
- Ampullen mit physiologischer Kochsalzlösung
- Flasche mit Alkohol oder Äther
- Flasche mit Desinfektionsmittel
- Wundspray
- Heftpflaster
- Schere
- Zellstoff
- Laborscheine
- Beatmungsbeutel
- ggf. Rasiermaterial

Durchführung
- Hände waschen
- Material bereitlegen
- Ergebnisse der gerinnungsanalytischen Untersuchungen bereitlegen
- Patienten auf die linke Seite lagern und Punktionsstelle mit Zellstoff unterlegen
- rechten Oberarm maximal abduzieren (Arm in Ellenbeuge gebeugt) und fixieren
- Arzt benachrichtigen
- ggf. Behaarung abrasieren
- Haut entfetten
- Haut zweimal vorschriftsmäßig desinfizieren
- sterile Handschuhe anziehen
- dem Arzt beim Anziehen des sterilen Kittels und der sterilen Handschuhe helfen
- neue sterile Handschuhe anziehen
- Spritze mit Lokalanaesthetikum und aufgesetzter Kanüle anreichen

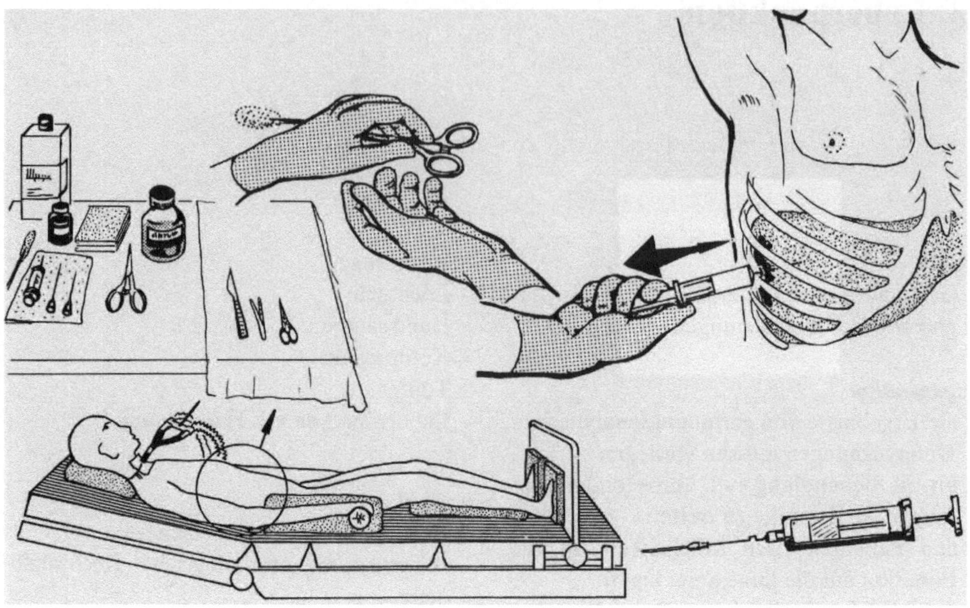

Abb. 18. Punktion der Leber

Merke: Die Leberpunktion dient der Materialgewinnung für histologische und histochemische Untersuchungen. Sie wird nach sorgfältiger Hautdesinfektion unter sterilen Kautelen vorgenommen. Nicht nur die Vorbereitung und Assistenz bei der Durchführung müssen von den Pflegekräften wahrgenommen werden, sondern auch die korrekte Überwachung des Patienten nach der Punktion, da die Gefahr einer Nachblutung immer besteht.

- nach Legen der Lokalanaesthesie Haut nochmals desinfizieren
- Lanzette zum Aufritzen der Haut anreichen
- physiologische Kochsalzlösung (ca. 2 ml) in die 20 ml Spritze aufziehen
- Spritze mit aufgesetzter Punktionskanüle (Menghini) dem Arzt reichen
- der Arzt führt die Kanüle in die Nähe der Leber
- den Patienten zum Einatmen und Atemanhalten auffordern
- bei beatmeten Patienten die Beatmung mit dem Atembeutel übernehmen und bei tiefer Einatmung die Beatmung anhalten
- Atmung bzw. Beatmung erst nach Entfernung der Punktionskanüle fortsetzen

- Laborröhrchen mit Fixierlösung bereithalten
- Punktionsstelle desinfizieren, mit Wundspray abdecken und mit Schutzverband versehen
- Material wegräumen
- Laborröhrchen beschriften und mit ausgefülltem Begleitschein an das Labor weiterleiten
- Patienten für 2 Stunden auf die rechte Seite lagern
- während dieser zwei Stunden alle 10 Minuten Kreislaufkontrolle durchführen
- bei Verdacht auf Nachblutung den Arzt sofort benachrichtigen

Besonderheiten

- die Punktion kann mit Hilfe einer Laparo-
  skopie vorgenommen werden
- Ernährung per os oder per Sonde soll für
  sechs Stunden vor und nach dem Eingriff
  unterbrochen werden

Fehler und Gefahren

- Anritzen der Leber mit der Punktionskanü-
  le bei Atmung oder Beatmung während der
  Punktion
- Verletzung der Lunge mit nachfolgendem
  Pneumothorax
- Nachblutung
- lokalisierte Peritonitis infolge Gallen-
  austritt

13. Lumbalpunktion

Zweck

- Messung des Liquordruckes
- Materialgewinnung für diagnostische Untersuchungen
- Medikamentenapplikation in den Liquorraum

Organisation

- die Lumbalpunktion kann sowohl bei der Aufnahme als auch während der Therapie auf der Intensivbehandlungsstation erforderlich werden
- bei bewußtlosen und relaxierten Patienten wird sie in der Regel in Seitenlage durchgeführt, sonst in der Regel in sitzender Stellung
- insbesondere bei älteren und bettlägerigen Patienten kann die Durchführung der Punktion erschwert sein
- in diesen Fällen ist eine sachgerechte Assistenz bzw. die Lagerung des Patienten besonders wichtig
- der Patient soll im Bett so gelagert werden, daß eine Seitwärtsbiegung der Wirbelsäule vermieden wird
- die Punktion wird in der Regel zwischen dem dritten und vierten Lumbalwirbel vorgenommen
- als Orientierung für die Auswahl der Punktionsstelle dienen die höchsten Punkte des Beckenkammes auf beiden Seiten
- ggf. wird die entnommene Spinalflüssigkeit für Laboruntersuchungen benötigt
- hierfür ist das Bereitstellen eines sterilen Röhrchens mit Laborschein erforderlich
- die Messung des Liquordruckes erfolgt mit einem Spezialsteigrohr
- für die Durchführung ist eine Assistenz erforderlich

Hygiene

- Hände waschen
- Arzt zieht Kopfbedeckung und Mundschutz an
- ggf. Behaarung abrasieren
- Haut entfetten

Desinfektion

- die Desinfektion der Haut wird nach Lokalisation der Punktionsstelle vom Arzt vorgenommen

Sterilität

- Arzt zieht sterile Handschuhe an
- Patient wird mit sterilem Lochtuch abgedeckt
- bei jedem erneuten Punktionsversuch wird eine neue sterile Kanüle benützt

Material

steril:
- Kanülen Nr. 14
- Spritzen à 5 ml und 10 ml
- Lumbalpunktionskanülen verschiedener Stärken
- spezielles Steigrohr mit Ansatz zur Messung des Liquordruckes
- Kornzange
- Laborröhrchen
- Lochtuch
- Handschuhe
- Kompressen
- Tupfer
- Watteträger

unsteril:
- Ampullen mit Lokalanaesthetikum
- Ampulle mit physiologischer Kochsalzlösung
- ggf. Ampullen mit Medikamenten zur Instillation

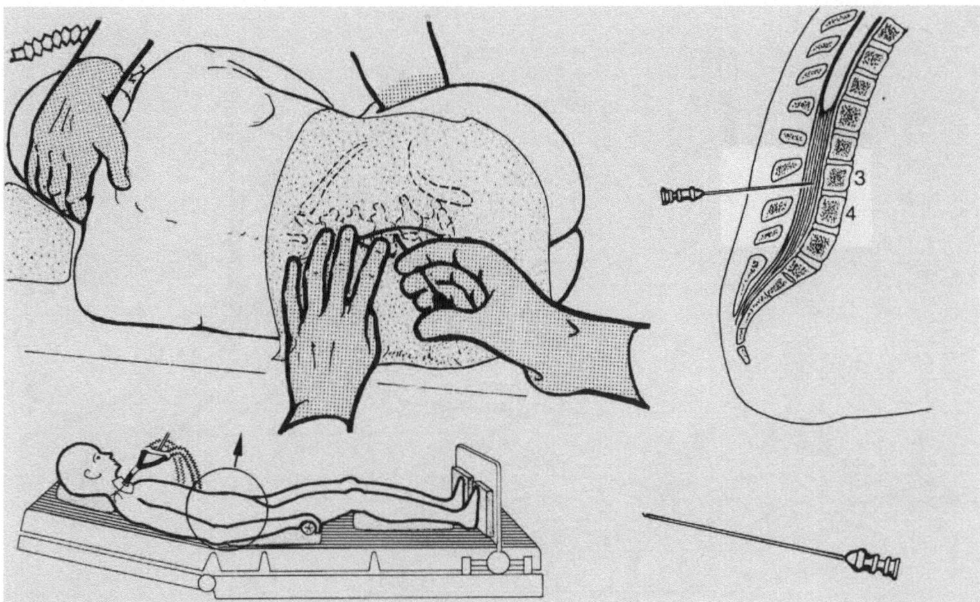

Abb. 19. Punktion des Liquorraumes

Merke: Die Punktion des Liquorraumes erfolgt in der Intensivbehandlungsstation fast ausschließlich im Lumbalbereich. Sie dient der Liquorgewinnung und der Messung des Liquordruckes. Die Vorbereitung und die Assistenz wird vom Pflegepersonal übernommen. Oft hängt das Gelingen der Punktion ausschließlich von der Lagerung des Patienten ab.

- Flasche mit Alkohol oder Äther
- Flasche mit Desinfektionsmittel
- Wundspray
- Zellstoff
- Lagerungskissen
- Heftpflaster
- Schere
- Laborscheine
- ggf. Rasiermaterial

Durchführung
- Hände waschen
- Material bereitlegen
- Patienten in waagerechte Lage bringen
- Patienten auf die Seite legen und Beine anziehen
- Patienten mit Lagerungskissen so abstützen, daß ohne Behinderung der Atmung

bzw. der Beatmung die Dornfortsätze im Lendenwirbelbereich ausreichend angehoben werden (Katzenbuckel)
- falls erforderlich eine zweite Assistenz zuziehen
- Rücken des Patienten entsprechend der Höhe der Punktionsstelle mit Zellstoff unterlegen
- ggf. Behaarung abrasieren
- Haut entfetten
- sterile Handschuhe anziehen
- dem Arzt beim Anziehen der sterilen Handschuhe helfen
- mit Desinfektionslösung getränkten Watteträger dem Arzt reichen
- nach Markierung der Punktionsstelle Kornzange mit Desinfektionslösung getränktem Tupfer reichen

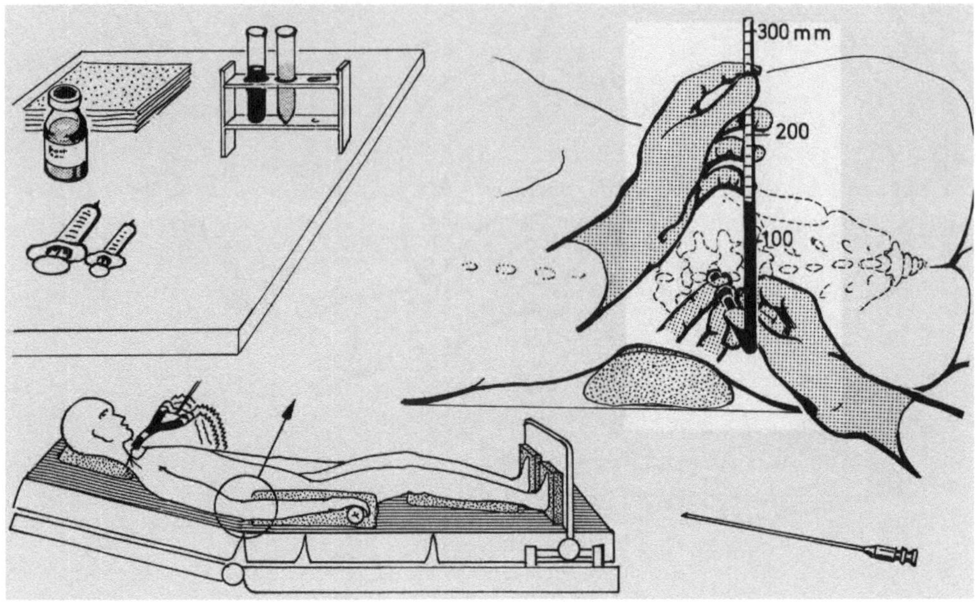

Abb. 20. Druckmessung im Liquorraum

Merke: Die Messung des Druckes im Liquorraum erfolgt regelmäßig im Rahmen der Lumbalpunktion zu diagnostischen Zwecken. Bei der Messung muß das Pflegepersonal assistieren.

- steriles Lochtuch anreichen
- Spritze mit Lokalanaesthetikum und aufgesetzter Kanüle anreichen
- Punktionskanüle mit Mandrin bereithalten
- auf Aufforderung Spritze mit physiologischer Kochsalzlösung anreichen
- Arzt führt die Punktion durch
- ggf. Spezialsteigrohr mit Ansatz geben und bei der Messung des Liquordruckes senkrecht halten
- Höhe des Liquordruckes merken
- anschließend ggf. Proberöhrchen zum Auffangen des Liquors bereithalten
- nach Beendigung der Punktion Stichstelle desinfizieren, mit Wundspray abdecken und mit Schutzverband versehen
- Material wegräumen
- Liquordruck registrieren
- Liquor mit Laborschein zum Labor weiterleiten
- Patienten in Ausgangslage bringen
- ggf. flach lagern

Besonderheiten

- zur Kontrolle der freien Liquorpassage wird die Vena jugularis an beiden Seiten abgedrückt
- bei freier Liquorpassage steigt der Liquordruck (Queckenstedt)
- bei Anstechen eines Venengeflechtes wird die Punktion ein Segment höher oder tiefer wiederholt
- ggf. erfolgt eine Applikation von Medikamenten direkt in den Liquorraum
- die Punktion kann in sitzender Stellung vorgenommen werden
- hierfür wird der Patient auf die Bettkante gesetzt, der Oberkörper nach vorne gebeugt und die Oberschenkel angezogen bzw. mit Kissen unterlegt
- die beiden Unterarme werden gekreuzt auf die Oberschenkel gelegt um ein Hochziehen der Schultern zu vermeiden
- in sitzender Stellung wird auch die Subokzi-

pitalpunktion (Zisternalpunktion) vorgenommen
- hierfür wird nur der Kopf des Patienten nach vorne gebeugt und exakt fixiert

Fehler und Gefahren
- bei erhöhtem intrakraniellem Druck kann durch die Entnahme von Liquor eine Einklemmung der Medulla oblongata eintreten
- ungenügende Fixierung des Patienten während der Punktion
- Infektion infolge unsteriler Arbeitsweise
- Verschleppung von Fremdmaterialien (z. B. Puder, Jod) in den Liquorraum
- verzögerte Weiterleitung der Laborprobe

**Injektion
Infusion
Transfusion**

14. Injektionen

Zweck
- parenterale Verabreichung von Medikamenten und sonstigen Mitteln im Rahmen von diagnostischen und therapeutischen Maßnahmen
- Ausschaltung von Einflüssen der Resorptionsvorgänge im Verdauungstrakt
- Kalkulierbarkeit von Wirkungseintritt, Wirkungsmaximum, Wirkungsstärke und Wirkungsdauer von Medikamenten
- lokale Anwendung von Medikamenten
- Lokal- und Leitungsanaesthesie
- Analyse des Gefäßsystems und der Kreislauffunktion durch Röntgenkontrastdarstellungen, Isotopentechniken und Farbstofftechniken
- Analyse des Lymphgefäßsystems und des Lymphkreislaufes durch Röntgenkontrastdarstellungen, Isotopentechniken und Farbstofftechniken
- Analyse der Flüssigkeitsräume des zentralen Nervensystems durch Röntgenkontrastdarstellungen und Isotopentechniken

Organisation
- Injektionsart und Injektionsstelle hängen von der beabsichtigten diagnostischen und therapeutischen Maßnahme ab
- die Entscheidung, ob ein Medikament subkutan, intramuskulär oder intravenös verabreicht wird, hängt in erster Linie davon ab, wie schnell das Medikament wirken soll
- in Verbindung mit der subkutanen und intramuskulären Injektion muß die Durchblutung der Injektionsstelle mit berücksichtigt werden
- für jede verordnete Injektion müssen Name und Dosierung des Medikamentes, seine Konzentration in der Lösung, Verabreichungsart, -zeit, -ort und -geschwindigkeit angegeben werden
- für jede Injektion müssen die Angaben der Herstellerfirma über das zu verabreichende Medikament bekannt sein
- vor jeder Injektion ist zu prüfen:
- Richtigkeit des Medikamentes und seiner Konzentration in der Lösung
- Art und Beschaffenheit der Injektionslösung (z.B. wäßrig, ölig, Farbe, Ausfällung, Verfallsdatum)
- Trockensubstanz erst kurz vor Verwendung auflösen
- alle aufgezogenen Spritzen, die vor der Injektion noch einmal abgelegt werden, müssen beschriftet sein
- Spritzen, deren Inhalt fraktioniert verabfolgt wird, sollten auch bezüglich der Konzentration beschriftet werden
- fraktioniert zu verabfolgende Injektionen sollen nicht länger als unvermeidbar liegen bleiben

Hygiene
- Hände waschen
- ggf. Behaarung abrasieren
- falls erforderlich Injektionsstelle reinigen bzw. entfetten
- unsteriles und steriles Material ist auch hierbei streng voneinander zu trennen

Desinfektion
- beabsichtigte Injektionsstelle zweimal vorschriftsmäßig desinfizieren

Sterilität
- in der Regel nur sterile Spritzen verwenden
- für fraktionierte Medikamentenverabfolgung verwendete Spritzen nach Leerwerden nicht weiter benutzen bzw. zuerst sterilisieren
- für fraktionierte Injektionen verwendete Spritzen immer zwischen sterilen Kompressen ablegen

- Medikamente entweder mit frisch entnommener Spritze oder mit Hilfe einer sterilen Kanüle aufziehen
- jeweils, wenn die Haut durchstochen wird, sterile Kanüle verwenden
- bei fraktionierter Verabfolgung von Medikamenten muß jeweils eine neue sterile Kanüle verwendet werden

Material

steril:
- Kanülen
- ggf. Spezialkanülen
- Spritzen
- ggf. Spezialspritzen
- Spritzentablett
- ggf. Schlauchsystem für die automatische Spritze
- Tupfer
- Kompressen
- Kornzange
- ggf. Tuch und Lochtuch

unsteril:
- Ampullen mit den zu verwendenden Lösungen
- Flasche mit Alkohol oder Äther
- Flasche mit Desinfektionsmittel
- Ampullensäge
- ggf. Blutdruckmeßgerät bzw. Stauschlauch oder Staubinde
- ggf. Gerät für die automatische Spritze
- Heftpflaster
- Schere

Durchführung
- Hände waschen
- Mittel und Material bereitlegen
- Lösungen aufziehen
- die Entnahme von Lösungen aus Ampullen wird wie folgt durchgeführt:

- oberen Ampullenteil durch Klopfen oder Schleuderbewegung von Flüssigkeit entleeren
- Ampullenhals und Ampullensäge bzw. Einstichkappe desinfizieren
- Ampulle aufsägen

- Spritze und Kanüle unter Wahrung der Sterilität entnehmen und zusammenfügen
- Medikament unter Wahrung der Sterilität mit richtigem Lösungsmittel auflösen bzw. aufziehen
- vollständige Lösung der Trockensubstanz abwarten
- Aufziehkanüle gegen neue, sterile Kanüle der benötigten Stärke auswechseln
- Luft bei senkrechter Spritzenhaltung nach oben ausspritzen
- Kanüle wieder mit Plastikhülle bedecken
- Spritze mit Kanüle auf steriles Tablett ablegen
- Patienten injektionsgerecht lagern
- ggf. sterile Handschuhe anziehen
- Haut des Patienten und ggf. tastende Finger desinfizieren
- Injektion durchführen bzw. dabei assistieren
- Patienten während und nach der Injektion vorschriftsmäßig überwachen
- Injektionsstelle desinfizieren und mit Schutzverband versehen
- Material ordnungsgemäß wegräumen (Verletzungen des Personals durch ungeschützte Kanülen vermeiden)
- ggf. Patienten sachgerecht lagern

Besonderheiten
- es werden auch im Rahmen der Lumbalpunktion Injektionen in den Liquorraum vorgenommen
- besondere Injektionsarten finden im Rahmen der Leitungs- bzw. der Regionalanaesthesie Verwendung
- zu speziellen diagnostischen Maßnahmen werden Röntgenkontrastmittel, Isotopen und Farbstoffe sowie Gase wie z.B. Luft injiziert

Fehler und Gefahren
- unserile Arbeitsweise
- Hepatitisübertragung
- Komplikationen, die jeweils von der Technik, dem Injektionsort, der Injektionsart, der Injektionszeit und dem verabreichten Medikament sowie der Reaktionsart und dem Zustand des Patienten abhängen

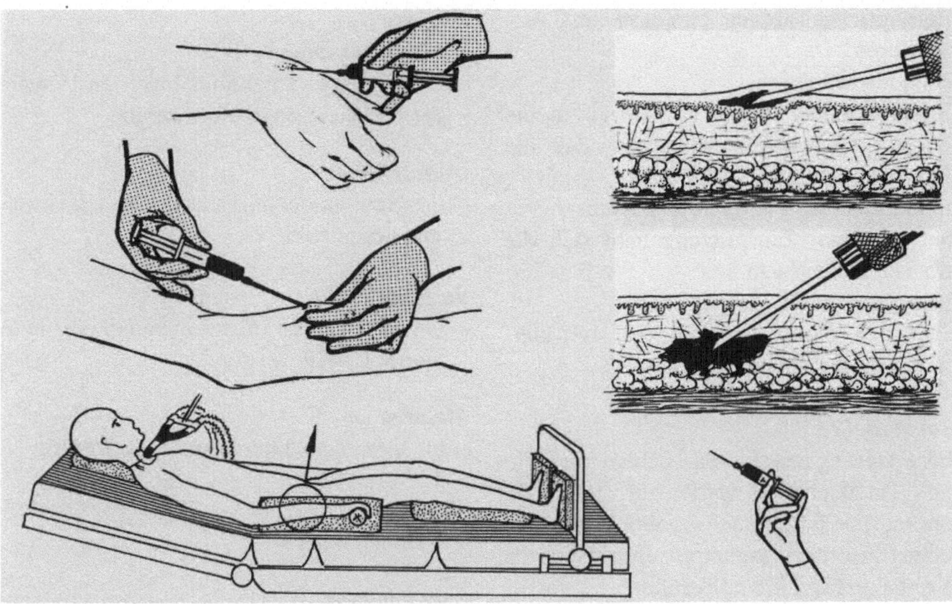

Abb. 21. Intrakutane und subkutane Injektion

Merke: Die einzelnen Injektionsarten haben einen wesentlichen Einfluß auf die Resorptionsgeschwindigkeit und damit auf den Zeitpunkt der maximalen Wirkung des injizierten Medikamentes.

14.1. Intrakutane Injektion

Zweck
- Verabfolgung von Test- oder Impfstoffen
- Lokalanaesthesie

Organisation
- Impf- und Teststoffe sollen mit genau graduierter Spritze (Tuberkulinspritze) injiziert werden
- bei Impf- und Teststoffen sind besonders Aufbewahrungsart und Verfallsdatum zu beachten
- für jede Lokalanaesthesie eine feine Kanüle für die intrakutane Infiltration bereitlegen

Hygiene
- Hände waschen

Desinfektion
- Punktionsstelle zweimal desinfizieren

Sterilität
- mit einer sterilen Kanüle soll nur einmal eine intrakutane Quaddel gesetzt werden
- für weitere Quaddel neue sterile Kanüle verwenden

Material
- als spezielles Material sind erforderlich:

steril:
- Kanülen Nr. 17–20

Durchführung
- Hände waschen
- Material bereitlegen
- Injektionsmittel mit Kanüle aufziehen
- Injektionsstelle mit sterilem, mit Desinfek-

tionsmittel getränktem Tupfer zweimal desinfizieren
- Haut anspannen
- Injektionsnadel schräg nur soweit in die oberste Hautschicht einstechen, daß die Öffnung nicht mehr sichtbar ist
- Injektionslösung langsam injizieren
- bei korrekter Einspritzung hebt sich die oberste Hautschicht an
- Injektionskanüle herausziehen
- Stichstelle desinfizieren und ggf. mit kleinem Schutzverband bedecken

Besonderheiten
- bei Fixierung von sterilen Tüchern mit Hilfe von Tuchklemmen werden für die Lokalanaesthesie intrakutane Quaddeln gesetzt
- beim Einspritzen von Impfstoffen, die durch Kontamination Komplikationen hervorrufen können, Patienten entsprechend aufklären

Fehler und Gefahren
- Austritt der injizierten Lösung durch den Stichkanal
- subkutane Injektion durch falsche Technik

14.2 Subkutane Injektion

Zweck
- verzögerter Wirkungseintritt des verabreichten Mittels
- Verabreichung von Prämedikationsmitteln
- Durchführung von Lokalanaesthesien

Organisation
- Prämedikationsmittel werden 60–90 Minuten vor dem geplanten Anaesthesiebeginn subkutan verabreicht
- bei jeder Lokalanaesthesie erfolgt nach dem Setzen der intrakutanen Quaddel die Infiltration des Unterhautzellgewebes
- die subkutane Injektion von hypo- oder hypertonen bzw. stark sauren oder alkalischen Lösungen ist schmerzhaft

Hygiene
- Hände waschen
- desinfizierte Injektionsstelle darf nicht mehr unsteril angetastet werden

Desinfektion
- die Haut an der Injektionsstelle wird zweimal desinfiziert

Sterilität
- bei wiederholter Injektion immer eine neue sterile Kanüle verwenden

Material
- als spezielles Material sind erforderlich:

steril:
- Kanülen Nr. 14–17

Durchführung
- Hände waschen
- Material bereitlegen
- Injektionslösung mit Kanüle aufziehen
- Haut desinfizieren
- mit Daumen und Zeigefinger die Haut leicht anheben
- Injektionskanüle in einem Winkel von ca. 45° einstechen
- Haut loslassen
- Kolben der Spritze zur Kontrolle der Lage der Kanülenspitze anziehen
- die Kontrollaspiration nach Drehung der Spritze und Kanüle um 180° wiederholen
- bei Aspiration von Blut wird die Kanüle aus der Haut entfernt
- die Injektion wird mit neuer Kanüle vorschriftsmäßig an einer anderen Stelle durchgeführt
- nach erfolgter, einwandfreier Kontrollaspiration die Einspritzung vornehmen
- Injektionsstelle desinfizieren
- Schutzverband anlegen

Besonderheiten
- bei schlechter Durchblutung des Unterhautgewebes, z.B. im Schock, soll eine subkutane Injektion nicht vorgenommen werden
- bei schlechter Durchblutung des Unterhautgewebes werden gefäßverengende Mittel nicht subkutan injiziert

– in gestauten, ödematösen oder entzündeten Bereichen wird eine subkutane Injektion nicht vorgenommen

Fehler und Gefahren
– bakterielle Infektion mit Phlegmone
– Unterhautgewebsnekrose
– versehentliche intravasale Injektion

14.3. Intramuskuläre Injektion

Zweck
– gute Resorption, jedoch verzögerter Wirkungseintritt des verabreichten Mittels
– Verabfolgung von Medikamenten in ölhaltigen Lösungen
– Verabreichung von Prämedikationsmitteln

Organisation
– Prämedikationsmittel werden 30–45 Minuten vor dem geplanten Anaesthesiebeginn verabreicht
– intramuskuläre Injektionen sollen in dem oberen äußeren Quadranten einer Gesäßhälfte abwechselnd rechts- und linksseitig erfolgen
– bei auf dem Rücken liegenden, nicht mobilisierbaren, Patienten wird die intramuskuläre Injektion im Bereich des mittleren Drittels der Außenseite des Oberschenkels vorgenommen
– die intramuskuläre Injektion von hypo- oder hypertonen bzw. stark sauren oder alkalischen Lösungen ist schmerzhaft

Hygiene
– Hände waschen
– evtl. verunreinigte Haut im Bereich der vorgesehenen Injektionsstelle sorgsam reinigen

Desinfektion
– die Hautfläche um die vorgesehene Injektionsstelle in einem Radius von ca. 5 cm desinfizieren

Sterilität
– Injektionskanüle mit der Injektionslösung füllen, damit die Luft aus der Kanüle entfernt wird

Material
– als spezielles Material werden benötigt:

steril:
– Kanülen Nr. 1 und 2, bzw. bei fettleibigen Patienten überlange Kanülen

Durchführung
– Hände waschen
– Material bereitlegen
– Injektionslösung mit steriler Kanüle aufziehen
– Kanüle abwerfen
– neue sterile Kanüle auf die Spritze aufsetzen
– Luft in senkrechter Spritzenhaltung nach oben langsam aus der Spritze und Kanüle entfernen
– dabei soll keine Injektionslösung an die Außenseite der Kanüle gelangen bzw. an der Öffnung der Kanüle verbleiben
– Haut zweimal desinfizieren
– Haut leicht spannen
– Injektionskanüle aus kurzer Entfernung senkrecht durch die Haut stechen und in die Muskulatur führen
– die Kanüle soll nie bis zum Konusansatz eingestochen werden
– Kontrolle durch Anziehen des Spritzenkolbens zweimal vornehmen
– die zweite Kontrolle erfolgt nach Drehung der Spritze mit der Kanüle um 180°
– im Falle einer Blutaspiration Kanüle herausziehen und abwerfen
– mit neuer Kanüle den Vorgang an anderer Stelle wiederholen
– bei einwandfreier Lage der Kanülenspitze die Lösung langsam injizieren
– Kanüle herausziehen
– Injektionsstelle desinfizieren
– Spritze mit Kanüle abwerfen

Besonderheiten
– bei schlechtem peripherem Kreislauf, z.B. im Schock, sollen Medikamente nicht intramuskulär verabfolgt werden

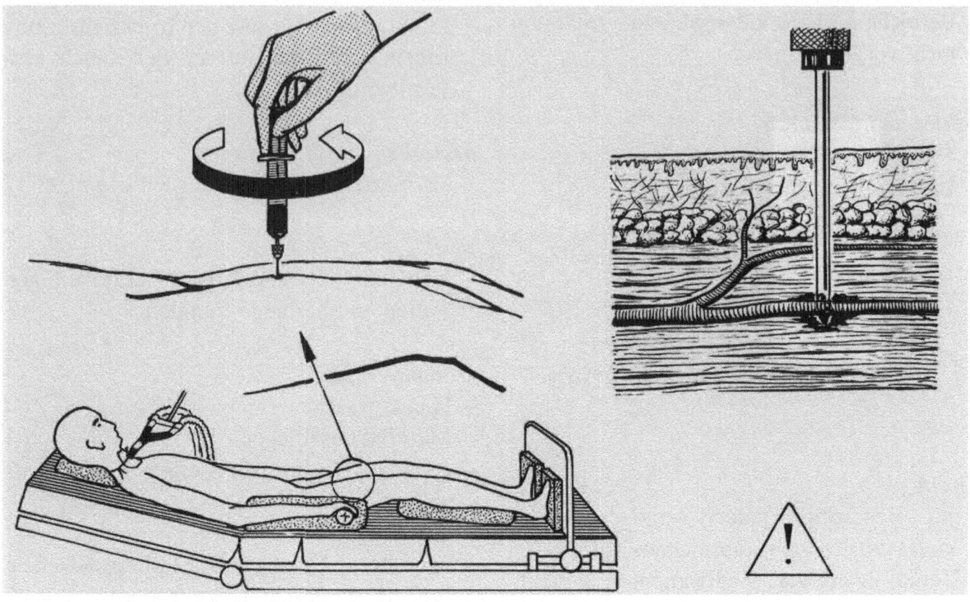

Abb. 22. Lagekontrolle der Injektionskanüle

> **Merke:** Um eine versehentliche intravasale Injektion von Medikamenten zu vermeiden, muß die Lage der Kanüle durch Anziehen des Spritzenkolbens zweimal kontrolliert werden. Nach der ersten Kontrolle wird die Spritze und damit die Kanüle zur zweiten Kontrolle um 180 Grad gedreht.

- bei Patienten mit Blutungsneigung wird die intramuskuläre Injektion unterlassen
- im Schulterbereich sollen keine intramuskulären Injektionen vorgenommen werden
- gestaute, ödematöse oder entzündete Gebiete müssen ausgespart bleiben
- bei wiederholten intramuskulären Injektionen an derselben Stelle ist die Resorption des Mittels gestört
- nach oft wiederholten intramuskulären Injektionen in die Muskulatur des Oberschenkels sind die Patienten wegen Schmerzen im Oberschenkel schlecht mobilisierbar
- die durch wiederholte intramuskuläre Injektionen verhärteten Gewebsgebiete sollen ausgespart werden
- bei Ausstrahlung von Schmerz oder Paraesthesien nach Einführung der Injektionskanüle muß diese etwas zurückgezogen werden
- bei Abbrechen der Kanüle Patienten nicht bewegen; wenn noch möglich, freies Kanülenende mit Klemme fixieren und sofort Arzt benachrichtigen

Fehler und Gefahren
- versehentliche intravasale Injektion
- Nervenschädigung durch versehentliche intraneurale Injektion
- Abbrechen der Injektionsnadel am Konusansatz
- Hämatombildung in der Muskulatur
- Abszeßbildung

14.4. Intravenöse Injektion

Zweck
- schneller Wirkungseintritt des verabreichten Mittels
- keine Beeinflussung durch Resorptionsvorgänge
- Verhütung von Schmerzen, Gewebsirritation und Nekrosen bei Verabreichung von hypo- bzw. hypertonen Lösungen
- Verabreichung von Prämedikationsmitteln
- Durchführung einer intravenösen Lokalanaesthesie

Organisation
- Prämedikationsmittel werden in Abhängigkeit vom Wirkungsmaximum der einzelnen Mittel 2–15 Minuten vor Beginn der Anaesthesie intravenös verabreicht
- intravenöse Injektionen sollen nur in Venen im Bereich des Unterarmes bzw. der Hand vorgenommen werden
- die Einspritzung der Mittel erfolgt grundsätzlich langsam
- bei der Einspritzung der Medikamente muß das Aussehen des Patienten, der Puls und bei angeschlossenem Monitor auch das Elektrokardiogramm ständig kontrolliert werden
- bei jeglicher Änderung des Aussehens des Patienten, der Pulsqualität und/oder der -folge bzw. des Elektrokardiogramms wird die Einspritzung des Medikamentes sofort abgebrochen

Hygiene
- Hände waschen
- die desinfizierte Injektionsstelle darf nicht mehr unsteril angetastet werden

Desinfektion
- die Haut wird in einem Bereich von etwa 5 cm Länge und 3 cm Breite über der ausgewählten Vene zweimal desinfiziert

Sterilität
- für jeden Versuch der Venenpunktion muß eine sterile Kanüle verwendet werden

Material
- als spezielles Material werden benötigt:

steril:
- Kanülen Nr. 14, 2, 1

unsteril:
- Blutdruckmeßgerät bzw. Stauschlauch oder Staubinde

Durchführung
- Arm des Patienten auf Zellstoffunterlage vorschriftsmäßig lagern
- Material und Mittel bereitlegen
- Hände waschen
- Medikament vorschriftsmäßig aufziehen
- Spritze und Kanüle luftleer machen
- Blutdruckmanschette, Stauschlauch oder Staubinde anlegen
- bei Stauung mit der Blutdruckmanschette Manschettendruck wenig unterhalb des systolischen Druckes einstellen
- eine sicher tastbare bzw. sichtbare Vene, die nicht verhärtet ist, auswählen
- Haut zweimal desinfizieren
- die Haut so spannen, daß die ausgewählte Vene leicht fixiert, jedoch nicht plattgedrückt wird
- mit der Injektionskanüle die obere Hautschicht neben oder über der Vene durchstechen
- die Kanüle ausreichend weit in die Vene einführen
- Spannung der Haut aufheben
- Kanülenlage durch Aspiration kontrollieren
- bei sichergestellter intravenöser Kanülenlage Venenstauung aufheben
- das Mittel langsam, unter gleichzeitiger Kontrolle des Aussehens, des Pulses und ggf. des Elektrokardiogramms des Patienten einspritzen
- mit Desinfektionsmittel getränkten Tupfer bereithalten
- am Ende der Injektion mit dem Zeigefinger die Nadel am Konus festhalten
- Kanüle zügig herausziehen und die Injektionsstelle sofort mit dem Tupfer abdrücken
- Arm des Patienten leicht anheben
- den Tupfer etwa 2 Minuten (bei Blutungs-

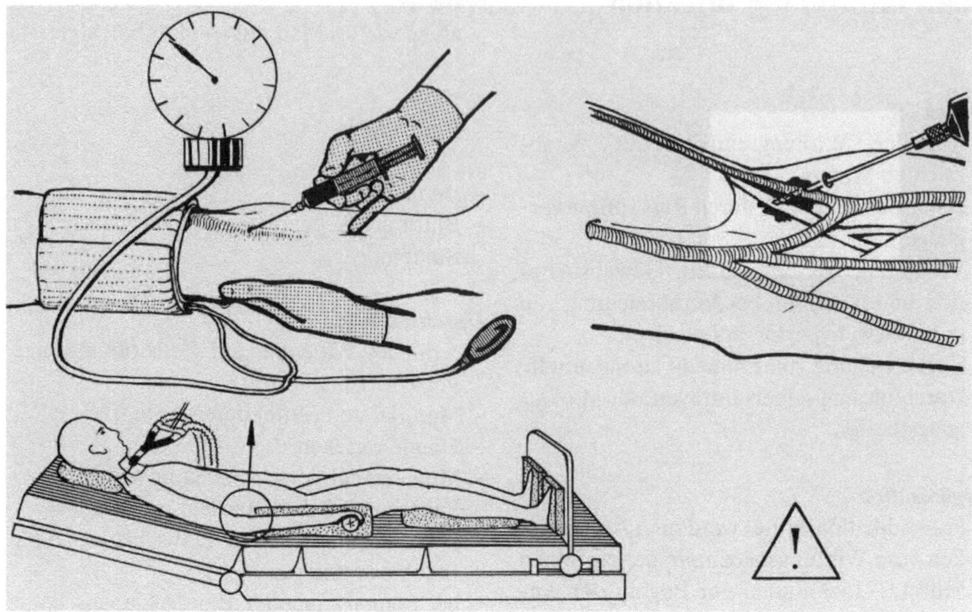

Abb. 23. Intravenöse Injektion

Merke: Die Stauung des venösen Blutes erfolgt am günstigsten durch Anlegen einer Blutdruckmanschette. Sie soll so aufgeblasen werden, daß der Manschettendruck den venösen Rückfluß staut, ohne den arteriellen Zufluß zu drosseln. Die intravenöse Injektion soll nicht in die Kubitalvene erfolgen, weil hier die Arterie in nächster Nachbarschaft liegt und somit die Gefahr einer versehentlichen intraarteriellen Injektion besteht.

neigung länger) auf die Punktionsstelle drücken
- Arm ablegen
- Punktionsstelle nochmals kontrollieren und mit Wundspray bzw. Schutzverband abdecken
- Material abwerfen

Besonderheiten
- bei fettleibigen Patienten kann das Auffinden von Venen sehr erschwert sein
- bei Patienten in der postoperativen Phase ist es oft schwierig, eine geeignete Vene zu finden
- bei schwer auffindbaren Venen können folgende Versuche unternommen werden:

- gestauten Arm 1–2 Minuten nach unten hängen lassen

- Haut über der vermuteten Vene durch Klopfen – auch mit alkoholgetränktem Tupfer – reizen
- das Hervortreten der Vene durch Wärme provozieren

- harte, verkalkte Venen sind sehr schwer zu punktieren
- in ödematösen, entzündeten Bereichen bzw. in thrombosierten Venen wird die Injektion nicht vorgenommen
- bei Patienten mit Blutungsneigung soll nach Entfernung der Injektionskanüle ein zirkulärer Verband bis zur Blutstillung angelegt werden
- bei versehentlicher intraarterieller Injektion können schwere Arterienwandschäden mit Nekrosen im Versorgungsgebiet auftreten

Fehler und Gefahren
- Nebenwirkungen je nach Medikament bzw. Mittel
- kardiozirkulatorische und/oder respiratorische Komplikationen
- Fettembolie bei versehentlicher Injektion von Medikamenten in ölhaltigen Lösungen
- versehentliche intraarterielle Injektion
- Auswahl von sklerotischen, geschlängelten Venen
- Durchstechen der Venenhinterwand
- perivenöse Hämatombildung bei ungenügender Blutstillung
- paravenöse Injektion, wenn die Vene nur angestochen, die Kanüle jedoch nicht weit genug eingeführt wurde

14.5. Intraarterielle Injektion

Zweck
- Verabreichung von gefäßerweiternden Mitteln
- Röntgendarstellung der arteriellen Versorgungsgebiete mit Hilfe von röntgenkontrastgebenden Mitteln
- Darstellung von Störungen der arteriellen Blutversorgung mit Hilfe von Farbstoffen

Organisation
- die Verabreichung von gefäßerweiternden Mitteln erfolgt in der Regel durch Injektion in die Arteria femoralis
- die Röntgenkontrastdarstellung der arteriellen Versorgungsgebiete mit Hilfe von röntgenkontrastgebenden Mitteln erfolgt in der Regel durch Injektion in die Arteria carotis, Arteria subclavia, Arteria cubitalis, Aorta abdominalis und Arteria femoralis
- differenzierte Darstellungstechniken werden mit Hilfe von Kathetern vorgenommen
- die Röntgenkontrastdarstellung der arteriellen Versorgungsgebiete erfolgt in speziell hierfür eingerichteten Räumen der Radiologie
- die Darstellung der gestörten arteriellen Versorgung mit Hilfe von Farbstoffen erfolgt in der Regel bei Patienten mit Verbrennungen bzw. der plastischen Chirurgie

Hygiene
- Hände waschen
- ggf. Behaarung abrasieren
- Haut des beabsichtigten Punktionsgebietes reinigen und entfetten
- Körperteil der vorgesehenen Punktionsstelle mit Zellstoff unterlegen

Desinfektion
- bei der Injektion in die Arteria carotis interna wird die Haut in dem Bereich, der begrenzt ist durch: Unterkiefer, Mittellinie von Hals und Brustbein, Klavikula und oberer Rand des Musculus trapezius, zweimal desinfiziert
- bei der Injektion in die Arteria subclavia erfolgt die zweimalige Desinfektion der Haut in dem Bereich, der begrenzt ist durch: Unterkiefer, Mittellinie des Halses und des Brustbeines, Horizontallinie zwischen dem Sternumansatz der vierten Rippe und der vorderen Axillarlinie, verlängerte vordere Axillarlinie und Musculus trapezius
- bei der Injektion in die Arteria cubitalis wird die Haut des Armes zwischen der Mitte des Ober- und Unterarmes zweimal desinfiziert
- bei der Injektion in die Aorta abdominalis wird die Haut am Rücken des Patienten zwischen der Horizontallinie in Höhe des vertebralen Ansatzes der zwölften Rippe und dem Darmbeinkamm in der ganzen Breite zweimal desinfiziert
- bei der Injektion in die Arteria femoralis wird die Haut in einer Gesamtbreite von 15 cm unterhalb und oberhalb des Leistenbandes zweimal desinfiziert

Sterilität
- für die Durchführung ist eine Assistenz mit sterilen Handschuhen erforderlich
- alle Gegenstände, die während der Durchführung die Sterilität der Kanüle gefährden könnten, müssen dem Punktionsgebiet ferngehalten werden
- bei der Punktion der Arteria carotis sind die

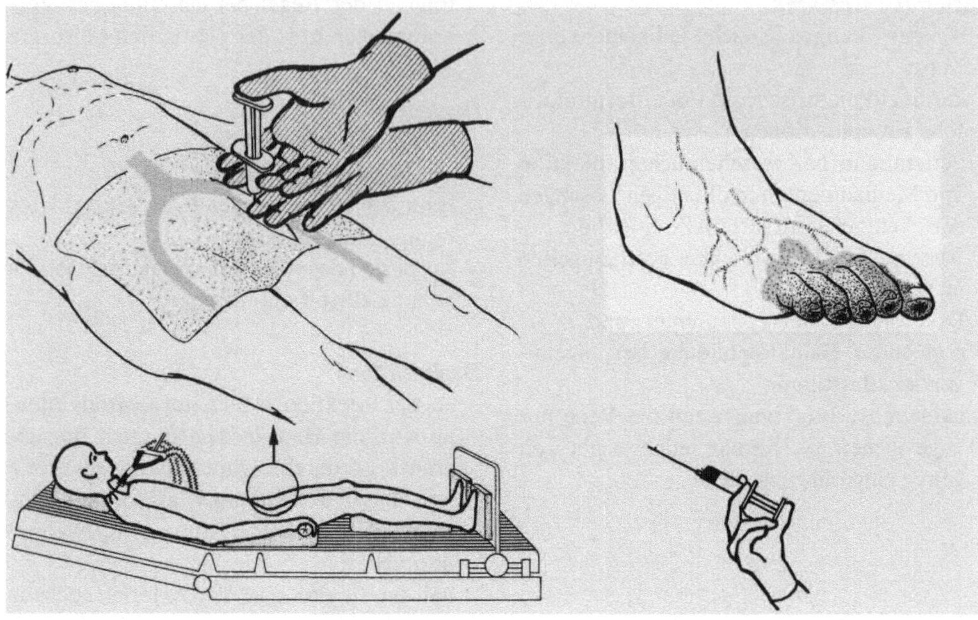

Abb. 24. Injektion in die Arteria femoralis

Merke: Bei Durchblutungsstörungen im Bereich des Fußes werden gefäßerweiternde Mittel in die Arteria femoralis injiziert. Die Durchführung der Injektion erfolgt unter Einhaltung der Sterilität und mit Assistenz des Pflegepersonals.

Haare aus dem Punktionsgebiet fernzuhalten
- bei der Injektion in die Arteria femoralis sind bei Männern Skrotum und Penis zur anderen Seite hin zu fixieren

Material
- als spezielles Material sind erforderlich:

steril:
- Punktionskanülen mit Mandrin (12–18 cm Länge)
- Tuch
- Lochtuch
- Handschuhe (2 Paar verschiedener Größe)
- Kornzange
- Tupfer
- Kompressen
- ggf. Röntgenkontrastmittel
- ggf. Farbstoff
- Lokalanaesthetikum ohne Adrenalin

unsteril:
- Ampullen mit den erforderlichen Injektionslösungen
- Flasche mit Alkohol und Äther
- Flasche mit Desinfektionsmittel
- Lagerungskissen
- Zellstoff
- ggf. Rasiermaterial

Durchführung
- Hände waschen
- Material bereitlegen
- Patienten injektionsgerecht lagern:

- die Lagerung des Patienten erfolgt im Patientenzimmer mit Hilfe von Lagerungskis-

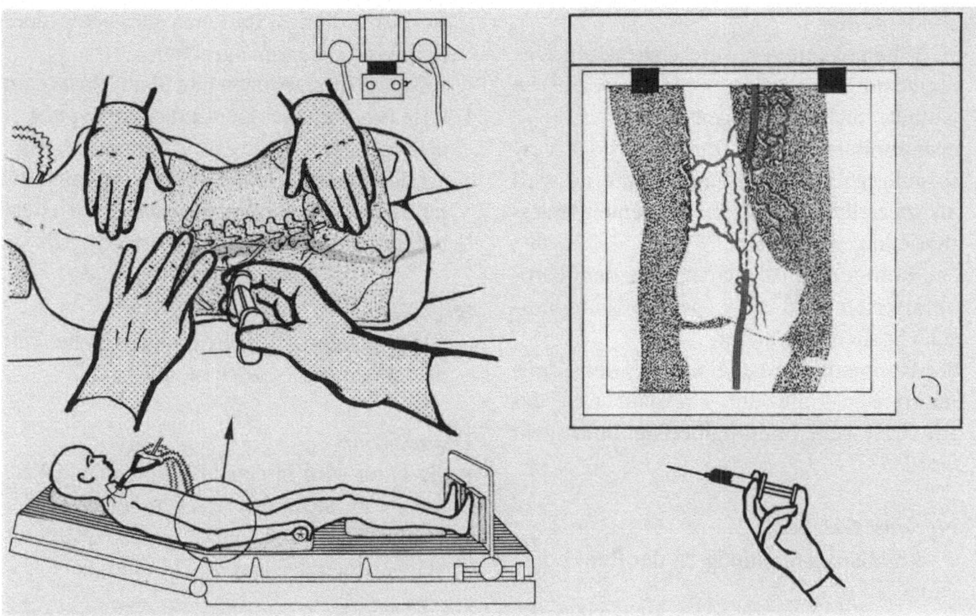

Abb. 25. Injektion in die Aorta abdominalis

Merke: Für die Rötgendarstellung eines Gefäßverschlusses im Bereich des Oberschenkels wird das Röntgenkontrastmittel in die Aorta abdominalis injiziert. Die exakte Durchführung dieses Eingriffes erfordert insbesondere für die Lagerung und Fixierung des Patienten die Assistenz des Pflegepersonals.

sen, in speziellen Untersuchungsräumen in der Regel mit Hilfe des Operationstisches
- der entsprechende Körperteil wird mit einer, mit sterilem Tuch überdeckter Zellstofflage unterlegt
- bei der Injektion in die Arteria carotis interna und subclavia wird die Schulter leicht hoch gelagert
- bei der Injektion in die Arteria carotis interna wird der Kopf in Mittelstellung rekliniert fixiert
- bei der Injektion in die Arteria cubitalis wird der Arm abduziert und gestreckt fixiert
- bei der Injektion in die Aorta abdominalis wird der Patient aufgesetzt oder auf die Seite gelagert
- bei der Injektion in die Arteria femoralis wird die entsprechende Gesäßhälfte hochgelagert

- die Sterilität gefährdende Gegenstände entfernen und ggf. beim Mann Skrotum und Penis isolieren
- ggf. Behaarung abrasieren
- Haut entfetten
- Arzt benachrichtigen
- sterile Handschuhe anziehen
- Haut zweimal desinfizieren
- Arzt sterile Handschuhe und anschließend Lochtuch anreichen
- bei der Durchführung der Injektion assistieren
- Patienten überwachen
- Injektionsstelle mit sterilem Verband versehen
- Patienten sachgerecht lagern
- Material wegräumen
- Patienten anschließend weiter überwachen

Besonderheiten

- in Abhängigkeit von differenzierteren Untersuchungsmethoden werden spezifische Kathetertechniken angewendet
- insbesonders bei der Darstellung des Versorgungsgebietes der Carotis interna wird als spezielle Methode die Allgemeinanaesthesie angewendet
- bei Röntgenkontrastdarstellung der Koronararterien wird eine spezielle automatische Spritze verwendet
- bei Röntgenkontrastdarstellung der Koronararterien muß der Kreislauf und das Elektrokardiogramm unbedingt überwacht werden

Fehler und Gefahren

- starke Hämatombildung an der Punktionsstelle
- Pneumothorax und Hämatothorax bei der Punktion der Arteria subclavia
- Überempfindlichkeitsreaktion bei Gabe von Kontrastmitteln bis zum anaphylaktischen Schock
- starke Nachblutung mit Atemnot nach der Injektion in die Arteria carotis interna
- Bauchschmerzen infolge eines retroperitonealen Hämatoms bei Injektion in die Aorta abdominalis
- Herzstillstand bei der Röntgenkontrastdarstellung der Koronararterien
- Thrombosen und arterielle Embolien

14.6. Intrakardiale Injektion

Zweck

- Noteingriff im Rahmen der kardialen Wiederbelebung

Organisation

- in allen Anaesthesiebereichen, in Intensiv-Überwachungs-Stationen und in Intensiv-Behandlungs-Stationen muß das Instrumentarium und Material für die Durchführung der kardio-pulmonalen Wiederbelebung bereitstehen
- in allen Anaesthesiebereichen, in Intensiv-Überwachungs-Stationen und in Intensiv-Behandlungs-Stationen sind gefährdete Patienten zusammengezogen
- auch im Notarztwagen und beim Einsatz am Orte des Notfalles kann eine kardio-pulmonale Wiederbelebung erforderlich werden
- für die Durchführung der intrakardialen Injektion bei der kardio-pulmonalen Wiederbelebung ist eine Assistenz erforderlich

Hygiene

- alle Maßnahmen, die trotz der Dringlichkeit des Noteingriffes noch möglich sind

Desinfektion

- die Haut wird in einer Breite von 5–10 cm links vom Sternum zwischen der Höhe der dritten Rippe und dem sternalen Ansatz des Schwertfortsatzes zweimal desinfiziert

Sterilität

- nach Möglichkeit zieht der Arzt und die Assistenz sterile Handschuhe an
- die Punktionsstelle wird mit sterilem Schutzverband versorgt

Material

- als spezielles Material sind erforderlich:

steril:
- dünne, lange Kanülen mit Mandrin (8–10 cm lang)

unsteril:
- Notfallmedikamente in Ampullen, Flaschen u.s.w.:

- Adrenalin
- Alupent
- Calcium gluconicum
- physiologische Kochsalzlösung
- Natriumbicarbonat-Lösung
- THAM-Lösung

Durchführung

- für die Durchführung der intrakardialen Injektion ist eine sachgerechte Vorbereitung und auf die Durchführung konzentrierte, schnelle und sichere Assistenz erforderlich
- Haut des Patienten desinfizieren

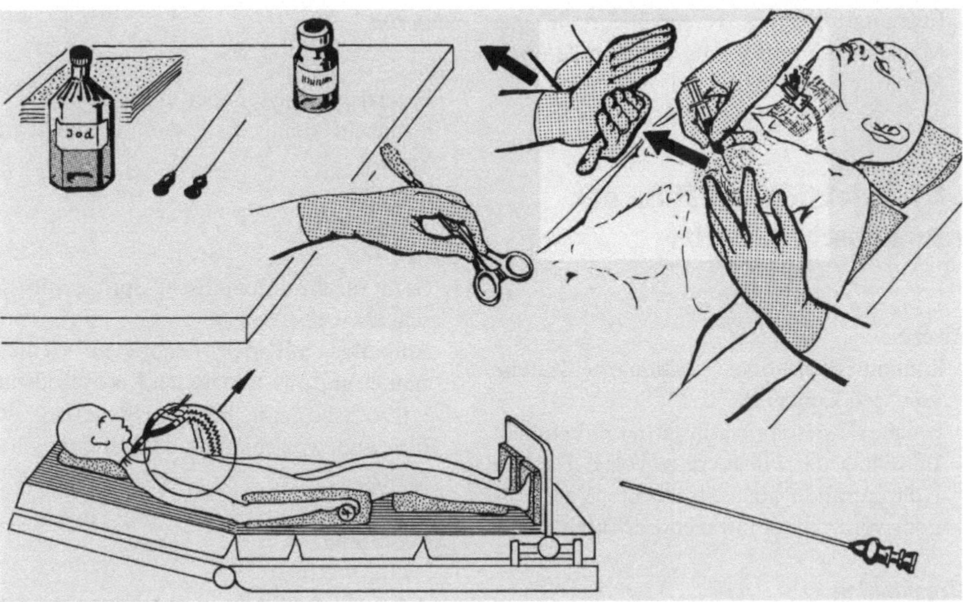

Abb. 26. Intrakardiale Injektion

> **Merke:** Bei jeder kardio-pulmonalen Wiederbelebung müssen Vorbereitungen für eine intrakardiale Injektion getroffen werden. Die Injektion wird unter sterilen Kautelen durchgeführt. Die Kanüle muß lang genug und dünn sein. Zu kurze Kanülen machen eine schnelle und sichere Punktion unmöglich. Dicke Kanülen verursachen unnötig starke Schädigungen des Herzmuskels.

- ggf. die tastenden Finger des Arztes desinfizieren
- sterile Handschuhe anziehen
- Punktionsnadel dem Arzt geben
- benötigte Medikamente entsprechend der ärztlichen Anordnung in Spritzen aufziehen
- in der Regel werden die Medikamente mit physiologischer Kochsalzlösung verdünnt
- nach Einführung der Kanüle dem Arzt den herausgezogenen Mandrin abnehmen und die Injektionsspritze funktionsgerecht in die Hand geben
- die externe Herzmassage muß während der Injektion unterbrochen, jedoch sofort anschließend fortgesetzt werden
- nach erfolgter Injektion Punktionsstelle desinfizieren und mit Schutzverband versehen

Besonderheiten
- bei liegendem Vena cava-Katheter kann evtl. statt der intrakardialen Injektion eine herznahe Medikamentenzufuhr über diesen erfolgen
- in einigen Fällen erfolgt die Einführung einer transthorakalen Schrittmacher-Elektrode

Fehler und Gefahren
- Verletzung der Koronargefäße durch die Injektionskanüle
- Hämatoperikard mit Herzbeuteltamponade
- Pneumothorax
- nicht zu behebendes Kammerflimmern durch versehentliche Injektion in die Kammerwand oder das Kammerseptum

– Implantation eines Hautzylinders in das Myokard bei Einführung der Kanüle ohne Mandrin

14.7. Injektion mit Hilfe der automatischen Spritze

Zweck
– kontinuierliche oder fraktionierte Zufuhr von Medikamenten
– genaue Dosierung in konstanter Zeiteinheit
– Befreiung der Pflegekräfte von der steten Konzentration auf zeitgerechte Verabfolgung verordneter intravenöser Injektionen

Organisation
– der Einsatz von automatischen Spritzen ist bei jeder langdauernden Medikation sinnvoll
– die einzustellende Geschwindigkeit der automatischen Spritze ist jeweils unter Beachtung der gegebenen Konzentration des Medikamentes zu berechnen
– die Funktionskontrolle der automatischen Spritze muß in regelmäßigen Zeitabständen erfolgen
– vor jedem Abklemmen des Gefäßkatheters wird die automatische Spritze abgeschaltet
– die Vorbereitung eines erforderlichen Spritzenwechsels ist rechtzeitig vorzunehmen

Hygiene
– vor jedem Wechsel der Spritze oder des Schlauchsystems Hände waschen

Desinfektion
– vor jedem Einsetzen einer automatischen Spritze das Gerät mit Desinfektionslösung abwaschen

Sterilität
– bei jedem Wechsel sterile Zylinder und Kolben sowie ein steriles Schlauchsystem verwenden

Material

steril:
– Spezialspritze (Zylinder und Kolben)
– Schlauchsystem für die automatische Spritze
– Kanülen

unsteril:
– Gerät für die automatische Spritze mit Anschlußkabel
– Ampullen mit den benötigten Medikamenten und physiologischer Kochsalzlösung
– evtl. Zusatzgerät für die Steuerung der Ein- und Ausschaltung der automatischen Spritze

Durchführung
– Hände waschen
– Arbeitsfläche für die Vorbereitungen desinfizieren
– benötigtes Material griffbereit richten
– Funktionskontrolle des Gerätes vornehmen
– Spritzentablett mit steriler Ablage richten
– Spezialspritze unter Wahrung der Sterilität zusammensetzen
– mit ganz eingeschobenem Kolben in die Gabelung des Gerätes richtig einlegen
– Ampullen aufsägen
– Aufziehkanüle auf die Spritze setzen
– Gerät auf langsames Saugen einstellen
– Ampullen hintereinander leersaugen
– ggf. zur Verdünnung physiologische Kochsalzlösung aufsaugen
– Gerät abschalten
– Spritze aus dem Gerät nehmen und Lösung gut mischen
– Spritze luftleer wieder in die Halterung des Gerätes einlegen
– Kanüle entfernen und steriles Schlauchsystem an die Spritze anschließen
– Gerät auf langsame Injektionsgeschwindigkeit einstellen und einschalten
– nach Füllung des Schlauchsystems Gerät abschalten
– Schlauchsystem am Gefäßkatheter anschließen
– Dosierungsschema am Gerät beachten und die erforderliche Laufgeschwindigkeit einstellen

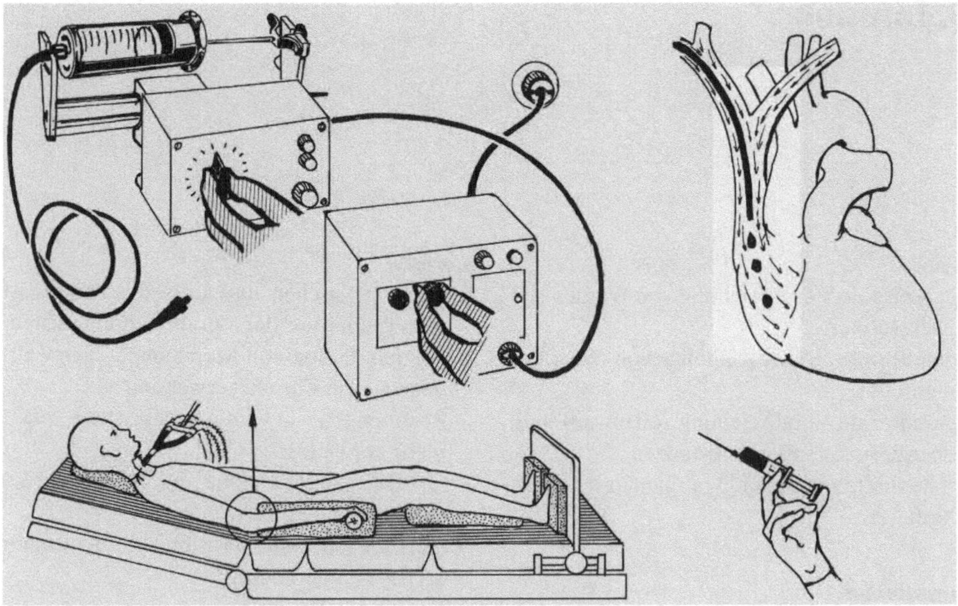

Abb. 27. Die Verabreichung von Medikamenten mit der automatischen Spritze

Merke: Die Anwendung der automatischen Spritze erlaubt eine exakte Dosierung von Medikamenten. Es ist sinnvoll, sie mit einer Schaltuhr zu kombinieren. Diese ermöglicht die fraktionierte Gabe von Medikamenten. Zeitpunkt und Dauer der Einzelinjektion mit der automatischen Spritze können im voraus bestimmt werden. Um eine Verwechslung von Medikamenten zu vermeiden, muß die Spritze exakt beschriftet werden. Die Verwendung der automatischen Spritze entlastet das Pflegepersonal; diesem steht dadurch mehr Zeit für die Pflege und Überwachung des Patienten zur Verfügung.

- Gerät einschalten
- ggf. Tropfgeschwindigkeit der parallel laufenden Infusion kontrollieren
- Material ordnungsgemäß wegräumen

Besonderheiten
- Gerät kann auch während des Betriebes auf eine andere Fördermenge eingestellt werden
- es sind Zylinder und Kolben zum Einmalgebrauch erhältlich
- Gerät eignet sich auch zum Offenhalten von

Gefäßkathetern, wenn nur geringe Flüssigkeitsmengen infundiert werden
- durch ein Zusatzgerät ist genaue, fraktionierte Injektion in wählbarem Zeitabstand möglich

Fehler und Gefahren
- mangelhafte Asepsis bei der Vorbereitung und Durchführung
- falsche Positionseinstellung und falsche Berechnung bedingt falsche Dosierung
- Stromausfall oder Defekt des Gerätes unterbricht die Funktion

15. Infusion

Zweck
- parenterale Verabreichung von Wasser und Elektrolyten
- parenterale Verabreichung von Medikamenten
- parenterale Verabreichung von eiweiß- und energiespendenden Substanzen
- Offenhalten von Gefäßkanülen und Gefäßkathetern

Organisation
- die einzelnen Infusionsarten werden in Abhängigkeit von den diagnostischen und therapeutischen Zielen ausgewählt
- für jede einzelne Infusion Name der Infusionslösung, Zufuhrweg, Gesamtmenge und Infusionsgeschwindigkeit vom Arzt erfragen
- für die Durchführung einer Infusion müssen die Zusammensetzung der Lösung und die möglichen Komplikationen bei der Verabreichung bekannt sein
- Zusätze zu den Infusionslösungen sind auch an der Infusionsflasche schriftlich und gut sichtbar zu vermerken
- Identität, Verfallsdatum, einwandfreie Beschaffenheit (keine Trübung, keine auffällige Verfärbung, keine Ausfällung) unmittelbar vor Verabreichung der Infusion kontrollieren
- Infusionslösungen sollen bei der Verabreichung Zimmertemperatur haben

Hygiene
- Hände waschen, ggf. sterile Handschuhe anziehen und Mundschutz tragen

Desinfektion
- Durchstichstellen bei Infusionsflaschen und Infusionsbeutel immer zweimal desinfizieren

Sterilität
- Infusionsflaschen und Infusionsbeutel erst unmittelbar vor der Verabreichung öffnen
- für den Zusatz von Medikamenten jeweils neue sterile Kanüle verwenden
- Restmengen in Infusionsflaschen nicht mehr verwenden
- für jede neue Flasche ein neues steriles Schlauchsystem verwenden
- die Laufzeit einer Infusion soll nicht mehr als 12 Stunden betragen

Material

steril:
- Kanülen
- Spritzen
- Schlauchsysteme
- ggf. Schlauchsysteme für die Infusionspumpe
- Tupfer
- Kompressen

unsteril:
- Behälter mit Infusionslösung
- Medikamente in Originalpackung
- Flasche mit Desinfektionsmittel
- Ampullensäge
- Klemme
- Infusionshalter
- Heftpflaster
- Schere
- Etiketten und Schreibstift
- ggf. Infusionspumpe
- ggf. Kühlschrank

Durchführung
- eine Infusion wird wie folgt vorbereitet:

- schriftliche Verordnung kontrollieren
- Hände waschen
- Arbeitsfläche desinfizieren

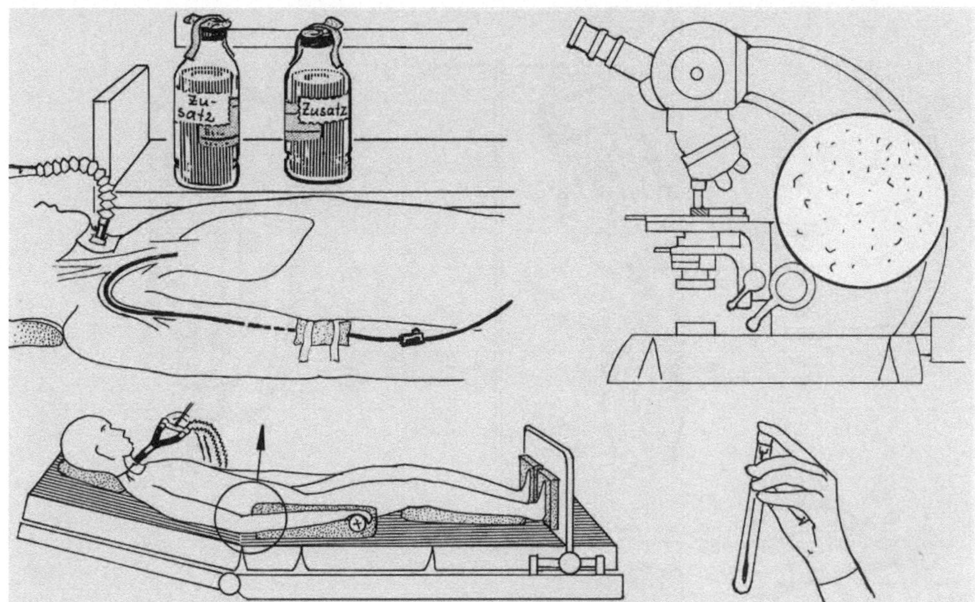

Abb. 28. Sterilität bei der Durchführung der Infusionstherapie

Merke: Infusionslösungen dürfen nur unmittelbar vor Beginn der Infusion mit Zusätzen versehen werden. Die Aufbewahrung von Infusionslösungen nach Perforation der Verschlußkappe der Infusionsflasche ist nicht erlaubt. Ebensowenig dürfen Reste von Infusionslösungen wegen der Gefahr bakterieller Verunreinigungen wiederverwendet werden. Das Desinfizieren und Abdecken der Kappe der Infusionsflasche mit Sprays oder sterilen Tupfern bieten keine Gewähr für Sterilität.

- benötigtes Material bereitlegen
- Infusionsflüssigkeit auf einwandfreie Beschaffenheit kontrollieren
- falls verordnet, Zusätze unter Wahrung der Sterilität mit Kanüle und Spritze aufziehen und ordnungsgemäß in die Infusionsflasche oder den Infusionsbeutel einspritzen
- Zusätze bei stehender Flasche einfüllen
- bei großen Mengen von Zusätzen durch eine zusätzliche Kanüle das Entstehen eines Überdruckes verhindern
- bei kleinen Mengen von Zusätzen durch fraktioniertes Absaugen der Luft das Entstehen von Überdruck beim Einspritzen verhindern
- Kanüle aus der Gummikappe ziehen und Spritze mit Kanüle abwerfen
- zugefügte Zusätze deutlich sichtbar auf der Flasche vermerken
- Gummikappe nochmals desinfizieren
- Schlauchsystem unter Wahrung der Sterilität aus der Verpackung entnehmen
- mit Durchstechkanüle des Schlauchsystems die Gummikappe der Infusionsflasche durchstehen

- ggf. mit der Kanüle des getrennten Luftzuleitungsschlauches die Gummikappe der Infusionsflasche durchstechen
- Infusionsflasche mit nach unten gerichtetem System hochhalten
- durch Senken und Heben der Infusionsflasche das Schlauchsystem mit der Infusionsflüssigkeit füllen
- ggf. das Schlauchsystem durch Druck auf den Infusionsbeutel bzw. auf die Tropfkammer füllen
- der Flüssigkeitsspiegel in der Tropfkammer soll diese halb füllen bzw. den oberen Siebrand gerade bedecken
- der Luftzuleitungsschlauch darf dabei nicht mit Flüssigkeit gefüllt bzw. der Luftfilter nicht naß werden (Sterilität)
- Schlauchsystem abklemmen
- Flasche am Infusionshalter aufhängen
- Luftzuleitungsschlauch so fixieren, daß das Ende den Flüssigkeitsspiegel in der Flasche überragt
- Schlauchsystem an die Kanüle in dem Gefäß oder an den liegenden Gefäßkatheter anschließen

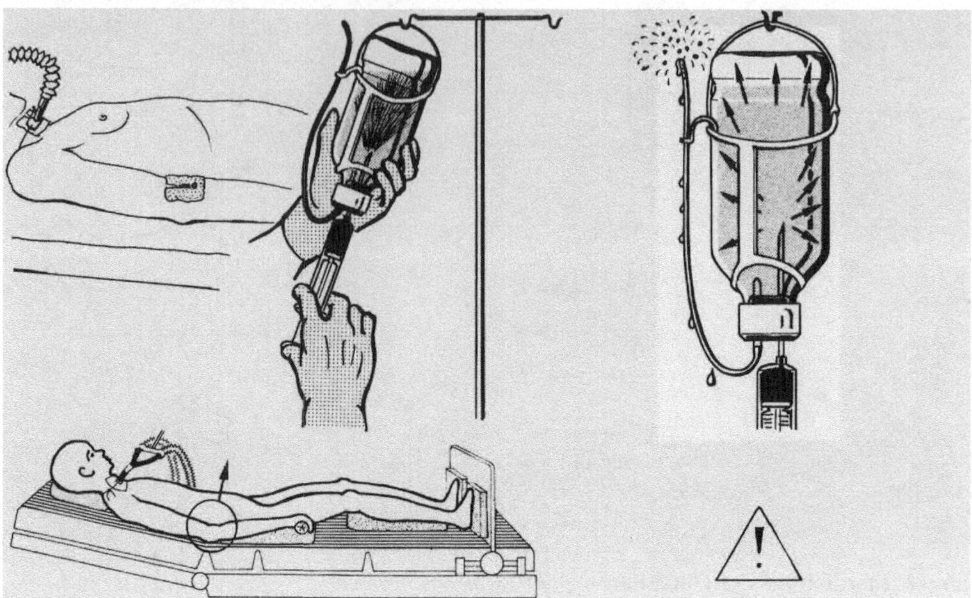

Abb. 29. Einbringen von Zusätzen in Infusionsbehälter

Merke: Beim Einspritzen von Zusätzen in Infusionsbehälter entsteht in diesen ein Überdruck. Wenn der Überdruck nicht entweichen kann, spritzt die Infusionsflüssigkeit über den Luftzuleitungsschlauch aus dem Infusionsbehälter und der Luftfilter wird feucht. Zusätze sollten bei stehender Flasche eingefüllt werden.

– Tropfenregler in Höhe des Patienten bringen und Tropfenzahl erst grob einstellen
– Schlauchsystem gut fixieren
– Material wegräumen
– Arbeitsfläche desinfizieren
– Hände waschen
– danach erfolgt die genaue Einstellung der Infusionsgeschwindigkeit:

– in den Fällen, in denen die Infusionsmenge und die Infusionsdauer angeordnet wurden, erfolgt die Berechnung der eingestellten Tropfenzahl nach der Formel:

$$\frac{\text{Infusionsmenge in ml}}{\text{Infusionsdauer in Std} \times 3} = \text{Tr./min}$$

– in den Fällen, in denen die Infusionsmenge und die Tropfenzahl angeordnet wurden, erfolgt die Berechnung der Einlaufzeit nach der Formel:

$$\frac{\text{Infusionsmenge in ml} \times 20}{\text{Tropfenzahl pro min} \times 60} = \text{Std/Einlaufzeit}$$

– bei der Berechnung der erforderlichen Tropfenzahl pro Minute können bei wäßrigen Lösungen 20 Tropfen mit 1 ml gleichgesetzt werden
– die diesbezüglichen Firmenangaben für die einzelnen Infusionssysteme sind jedoch zu berücksichtigen
– bei der Anwendung einer Infusionspumpe wird die Infusionsgeschwindigkeit durch entsprechende Einstellung am Gerät festgelegt
– der Anschluß der Infusionspumpe geschieht wie folgt:

– Gerät an Infusionshalter anschrauben
– ggf. photoelektrischen Tropfenfühler auf die Tropfkammer des Schlauchsystems klemmen
– Schlauchsystem in die Pumpe einlegen und an die Kanüle im Gefäß oder an den liegenden Gefäßkatheter anschließen
– Gerät an Stromnetz anschließen

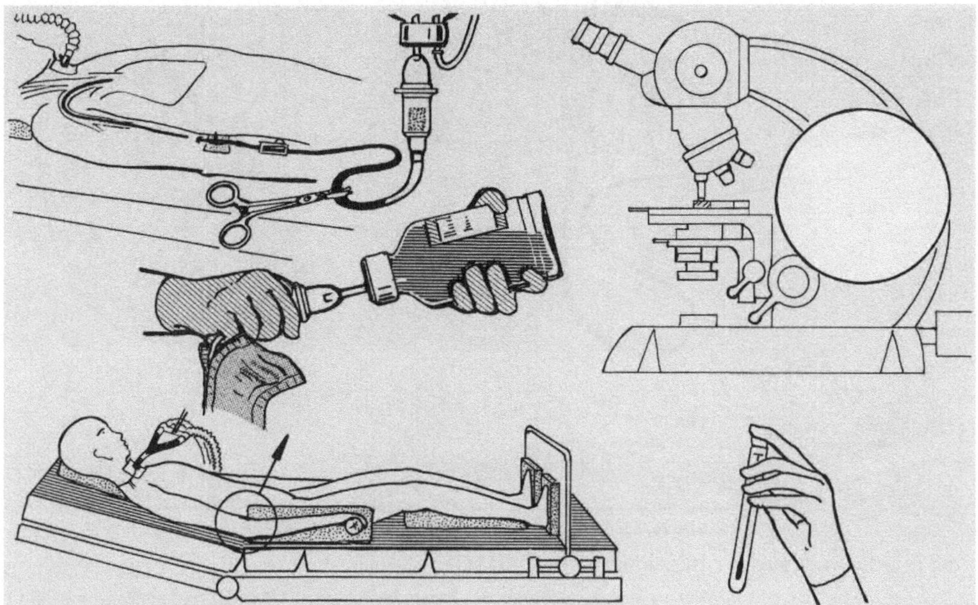

Abb. 30. Das Wechseln des Infusionsbesteckes

Merke: Für jede neue Infusionsflasche wird ein neues Infusionsbesteck verwendet. Die Einstechkanüle der Tropfkammer bleibt mit Ausnahme der Spitze in der Infusionslösung nie steril. Daher können bei Wiederverwendung Bakterien in die nächste Infusionslösung eingeschleppt werden.

- Tropfenrate pro Minute einstellen
- Startknopf drücken

Besonderheiten

- Infusionen, die nicht mittels einer Infusionspumpe infundiert werden, sollen etwa 50–60 cm über der Körperebene des Patienten hängen
- Tropfgeschwindigkeit bei Infusionen ohne Infusionspumpe des öfteren kontrollieren
- bei gleichzeitiger Infusion mehrerer Lösungen Verbindungsstück mit spezieller Fixierung verwenden
- bei besonders potenten Mitteln das Schlauchsystem zur Vorsicht mit Farbpflaster kennzeichnen
- die nächste Infusion immer erst kurz vor Beendigung der laufenden Infusion richten
- den Beginn und das Ende jeder Infusion sowie die eingelaufene Menge durch zeitgerechte Eintragung auf dem Überwachungsbogen registrieren
- bei Unverträglichkeit Infusion abstellen und sofort den Arzt benachrichtigen
- während der ganzen Behandlungszeit neben der Beachtung der Asepsis die Venenpflege mit antiphlebitischer Salbe und Alkoholkompressen durchführen
- für längerdauernde Infusionstherapie sollte ein Cava-Katheter gelegt werden
- stark hypertone Lösungen sollen nicht über periphere Venen, sondern nur über einen Cava-Katheter infundiert werden
- bei Infusion über einen Cava-Katheter ist immer zu beachten, daß alle zugeführten Lösungen und Medikamente herznah ankommen
- die Einflußgeschwindigkeit muß aus diesem Grunde besonders streng nach ärztlicher Anordnung erfolgen und gut überwacht werden

Fehler und Gefahren

- Thrombosen, Thrombophlebitiden und Ödeme
- Fehler der Asepsis
- falsche Tropfeinstellung
- ungenügende Verwertung der infundierten Substanzen durch schnelle Infusion
- Komplikationen durch zu schnelle Infusion

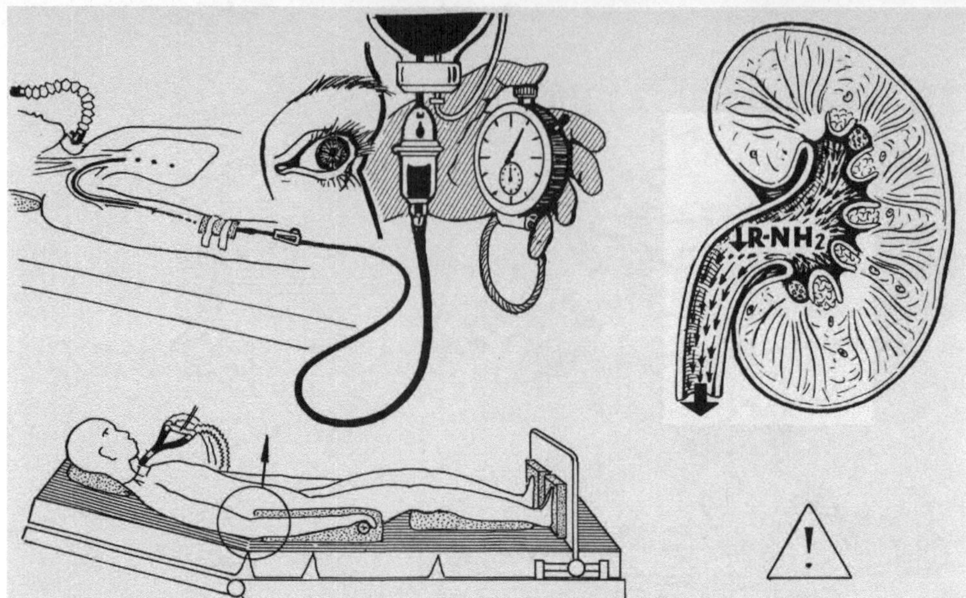

Abb. 31. Überwachung der Infusionsgeschwindigkeit

Merke: Die Infusionsgeschwindigkeit muß wiederholt kontrolliert werden, damit die einzelnen Lösungen innerhalb des angeordneten Zeitraumes mit gleichbleibender Geschwindigkeit einfließen. Es darf nie vorkommen, daß Lösungen wegen unachtsamer Überwachung gegen Ende der vorgeschriebenen Zeit mit großer Geschwindigkeit infundiert werden. Schnell-Infusionen ohne besondere Indikation sind sinnlos, da die Verluste durch erhöhte Diurese stark ansteigen.

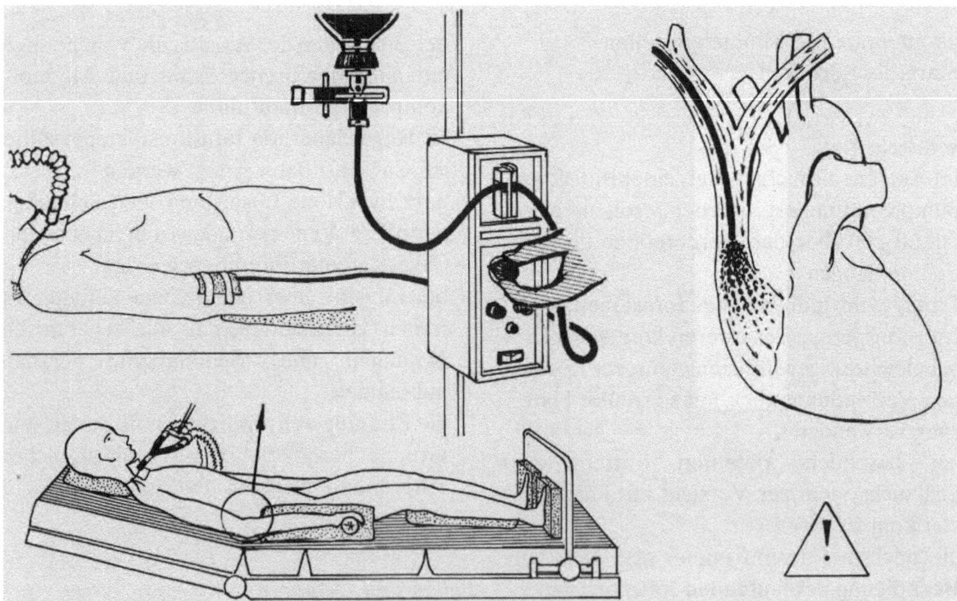

Abb. 32. Durchführung der Infusion mit Hilfe der Infusionspumpe

Merke: Am ehesten lassen sich Fehler in der Durchführung der Infusionstherapie mit Hilfe der Infusionspumpen vermeiden. Ihre Anwendung entbindet das Pflegepersonal jedoch nicht von der Überwachung der Durchführung. Undichtigkeit im System oder paravenöse Infusion können Komplikationen nach sich ziehen.

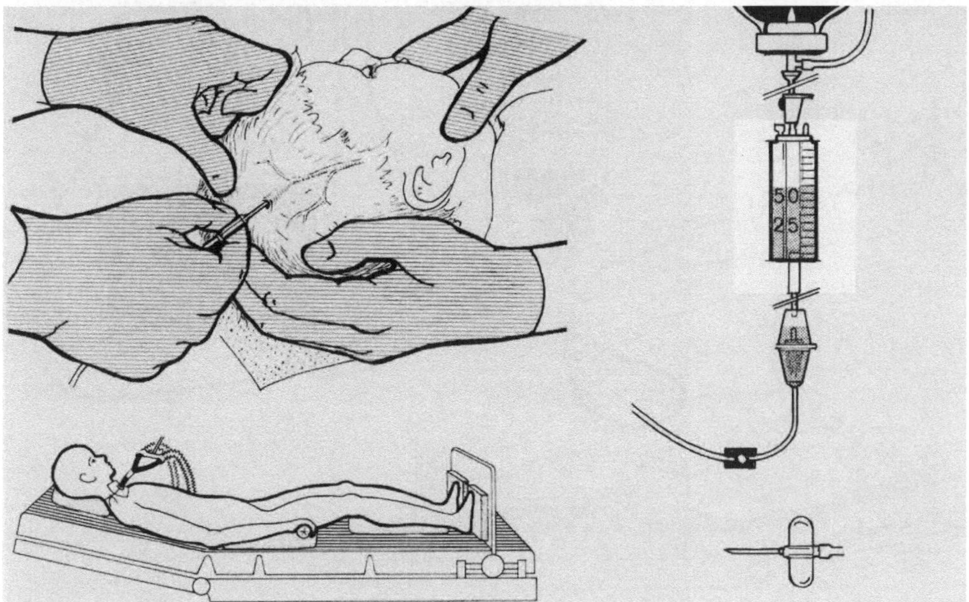

Abb. 33. Infusion bei Neugeborenen und Säuglingen

Merke: Oft wird für die Infusion bei Neugeborenen und Säuglingen eine Vene in der Kopfschwarte punktiert. Für die genaue Dosierung kleiner Flüssigkeitsmengen stehen spezielle Infusionssysteme zur Verfügung.

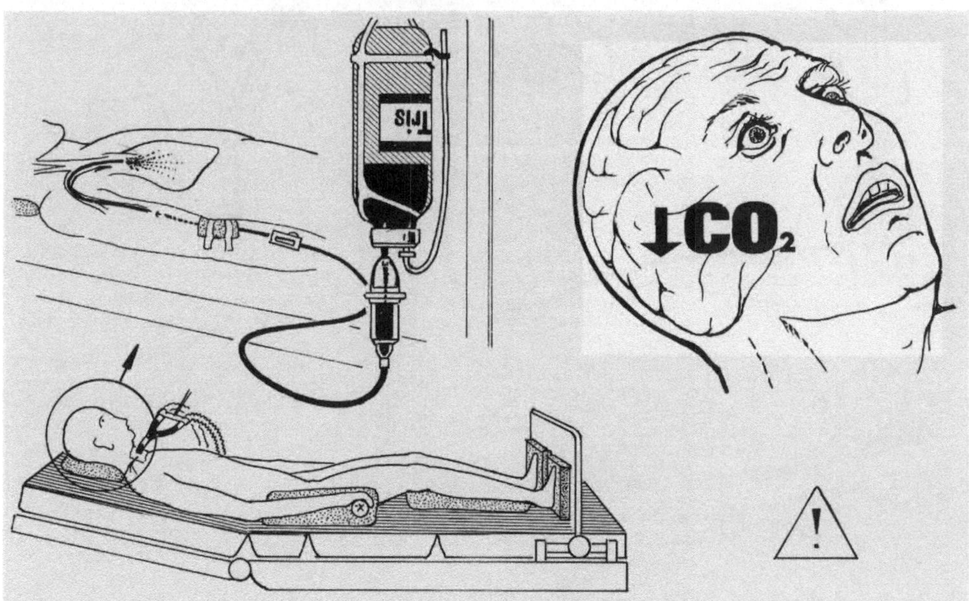

Abb. 34. Infusion von alkalisierenden und ansäuernden Lösungen

Merke: Die Infusion von alkalisierenden und ansäuernden Lösungen muß besonders sorgfältig überwacht werden. Überdosierungen können zu schwersten Störungen des Säure-Basenhaushaltes führen. Die Schnellinfusion THAM-haltiger Lösungen kann in Spontanatmung eine Atemdepression bis zum Atemstillstand auslösen.

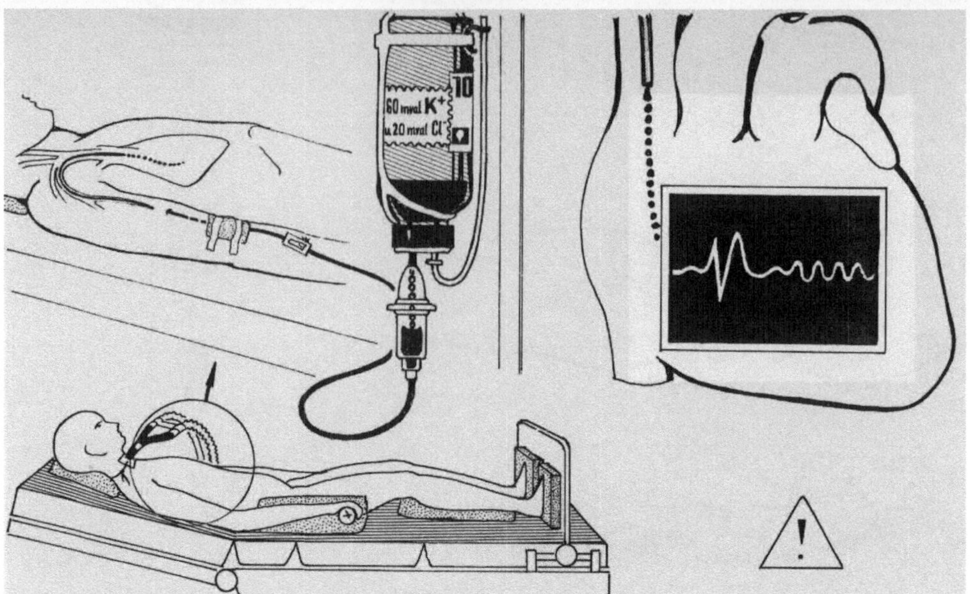

Abb. 35. Infusion von kaliumhaltigen Lösungen

Merke: Die Infusion von kaliumhaltigen Lösungen muß besonders gut überwacht werden. Die versehentliche Überdosierung führt insbesondere bei der Anwendung des Cava-Katheters zu Herzrhythmusstörungen einschließlich Kammerflimmern. Kaliumzusätze, wie alle anderen Zusätze, müssen deutlich sichtbar an der Infusionsflasche vermerkt werden.

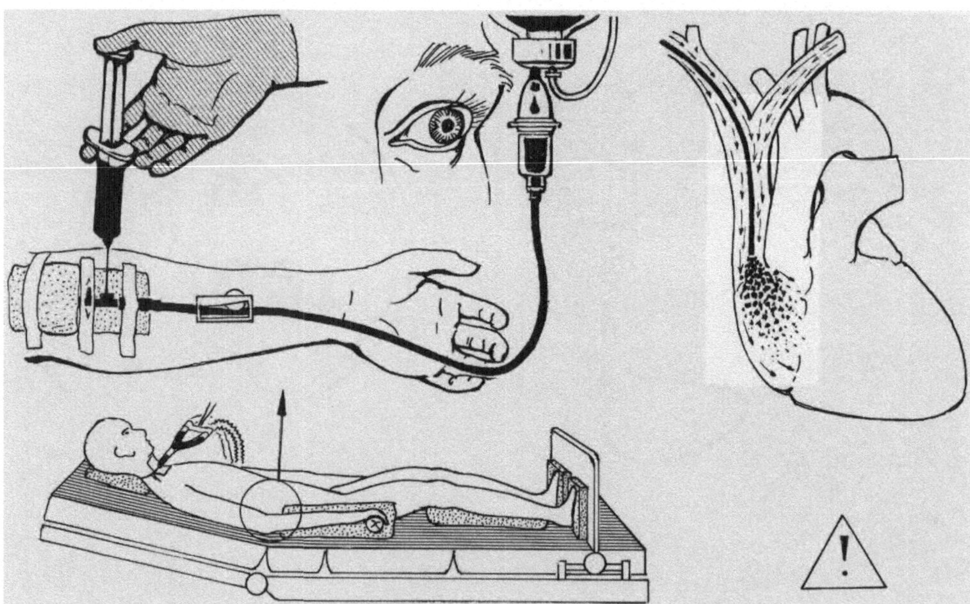

Abb. 36. Kontrolle der Injektionsgeschwindigkeit mit Hilfe des Infusionsbesteckes

Merke: Die schonendste Art der Medikamentenverabreichung durch den Vena cava-Katheter ist das Einspritzen von Medikamenten unter kontinuierlicher Fortführung der Infusion. Der Druck am Kolben der Injektionsspritze wird entsprechend der Tropfenfolge der Infusion reguliert. So vermeidet man gleichzeitig ein zu schnelles Einspritzen von Medikamenten. Diese Technik kann bei Medikamenten, die in der Infusionslösung ausfallen, nicht angewendet werden.

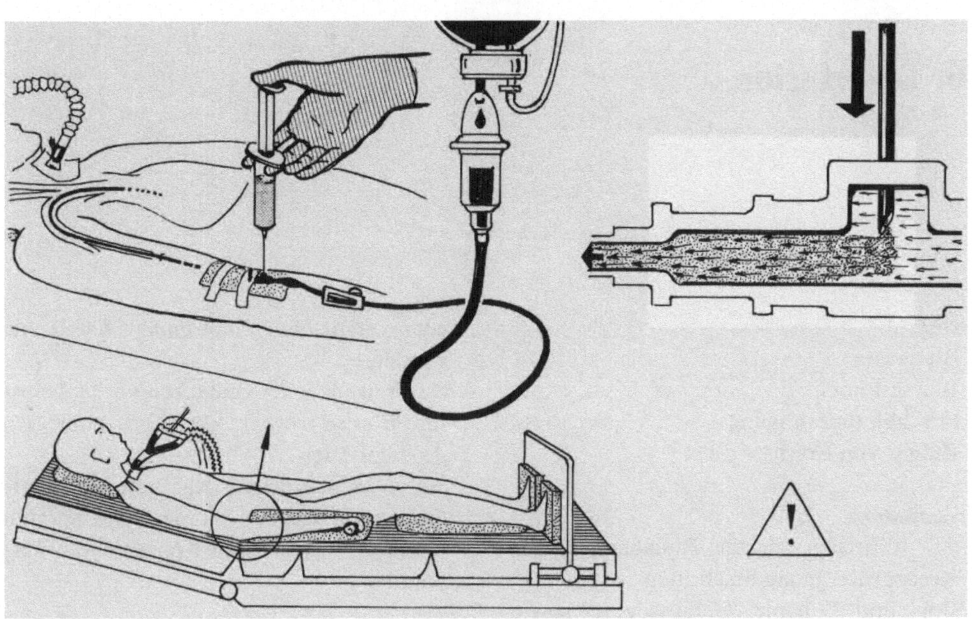

Abb. 37. Verabreichung von Medikamenten über das Infusionssystem

Merke: Bei jeder einzelnen Infusionslösung muß man sich vergewissern, ob diese sich mit dem zu verabreichenden Medikament verträgt. Bei Ausfällung des Medikaments können Komplikationen auftreten.

16. Transfusion

Zweck
- Blutersatz
- Blutaustausch
- Frischblutübertragung
- Zufuhr von Erythrozyten

Organisation
- das Röhrchen für die Blutabnahme zur Kreuzprobe genau beschriften
- Vor- und Zuname, Geburtsdatum sowie Station des Patienten sind anzugeben
- den Anforderungsschein an die Blutbank genau und gut lesbar ausfüllen
- zur Blutentnahme darf nur das für den betreffenden Patienten vorbereitete Röhrchen mitgenommen werden
- die Beschriftung des Röhrchens vor dem Einfüllen des abgenommenen Blutes noch einmal auf Identität überprüfen
- vor dem Transport des Kreuzblutes in die Blutbank muß ein Arzt durch Unterschrift auf dem Blutanforderungsschein die Identität des Blutes für die Kreuzprobe bescheinigen
- das Kreuzblut ist zusammen mit dem zugehörigen Anforderungsschein an die Blutbank zu leiten
- beim Abholen von Blut oder Blutbestandteilen aus der Blutbank muß die Identitätsprüfung (Etikett der Konserve und Kontrollkarte) sowohl vom Abholer als auch vom Ausgebenden vorgenommen und schriftlich bestätigt werden
- während der ganzen Aufbewahrungsdauer und während längerer Transporte ist eine „Kühlkette" (Kühlung während der Aufbewahrung und des Transportes) für die Konserven aufrecht zu erhalten
- die Blutkonserve soll etwa 1 Stunde vor der Transfusion dem Kühlschrank bzw. dem Isolierbehälter entnommen werden
- jede Blutkonserve darf nur nach ausdrückli-cher ärztlicher Anordnung verwendet werden
- die Freigabe jeder Blutkonserve zur Transfusion wird vorher schriftlich durch den Arzt bestätigt
- die verantwortliche Pflegekraft wird hierdurch nicht von der erforderlichen Sorgfalt bei der Transfusion von Konservenblut entbunden

Hygiene
- Hände waschen, ggf. sterile Handschuhe anziehen und Mundschutz tragen

Desinfektion
- Durchstichkappe der Konserve zweimal desinfizieren

Sterilität
- Konserve erst unmittelbar vor der Verabreichung für die Transfusion vorbereiten
- für jede Konserve ein neues steriles Schlauchsystem verwenden (Notfälle ausgenommen)

Material
- als spezielles Material werden benötigt:

- verordnete Blutkonserve mit Aufhängevorrichtung
- Transfusionsbesteck mit Sieb bzw. Mikrofilter
- Eldonkarte mit Verteilungsstäbchen und Pipette
- ggf. Luftgebläse mit Y-Stück oder Rollerpumpe bzw. Druckmanschette
- ggf. Blutaufwärmegerät
- Kühlbehälter bzw. Kühlschrank

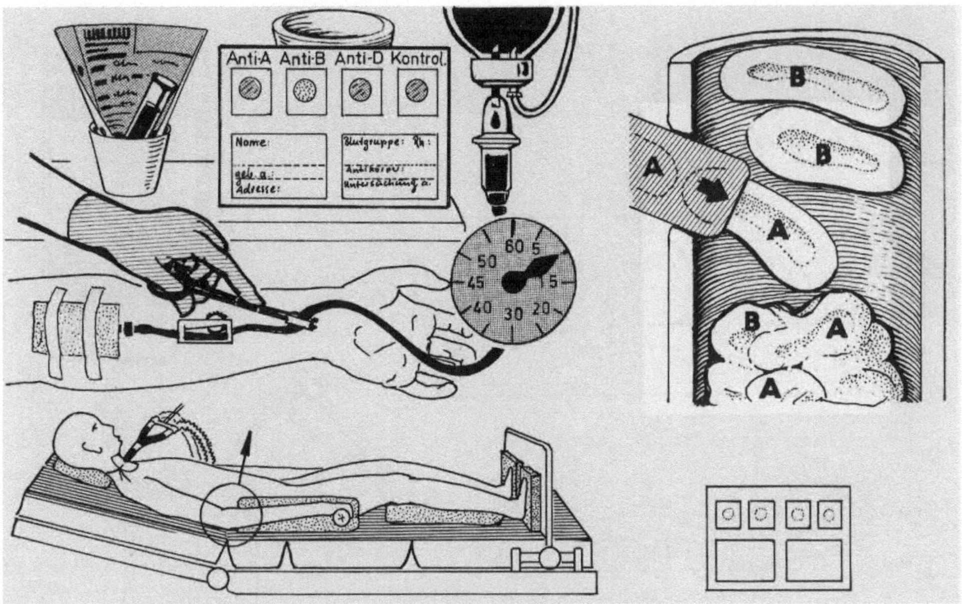

Abb. 38. Verträglichkeitskontrolle bei der Durchführung der Bluttransfusion

Merke: Weder die Kreuzprobe noch die Überprüfung der Identität des Patienten bieten absolute Sicherheit. Die Verträglichkeit des Konservenblutes muß noch am Anfang der Transfusion überprüft werden. Die biologische Probe bringt die letzte Gewißheit und verhindert gegebenenfalls schwerwiegende Folgen einer falschen Bluttransfusion.

Durchführung
- nach der Bereitlegung des Materials Flaschenetikett und Kontrollkarte überprüfen bezüglich:

  Name, Vorname und Geburtsdatum des Patienten
  Blutgruppe
  Rhesusfaktor
  Konservennummer
  Entnahmedatum

- die Kontrollkarte bis zum Transfusionsende an der Konserve belassen
- der Blutspiegel in der Tropfkammer soll über der Filterhöhe eingestellt werden, jedoch so, daß die Kontrolle der Tropfenzahl noch möglich ist
- vor der Transfusion die Sicherheitskontrolle mit Eldonkarte durchführen:

- in die Pipette Leitungswasser aufziehen
- in senkrechter Pipettenhaltung auf jedes Feld einen Tropfen Wasser geben (die Trockensubstanz darf nicht mit der Pipette berührt werden)
- in jedem Feld durch Rühren mit neuem Stäbchen die Trockensubstanz auflösen
- auf jedes der vier Felder der Eldonkarte einen Tropfen Patientenblut geben
- Bluttropfen auf jedem Feld mit jeweils frischem Stäbchen verteilen
- Agglutination der einzelnen Felder beobachten
- durch Agglutination festgestellte Blutgruppe und Rhesusfaktor mit der Blutgruppe und dem Rhesusfaktor des Konservenblutes vergleichen

- erst nach einwandfreier Identität das Schlauchsystem an die Kanüle im Gefäß

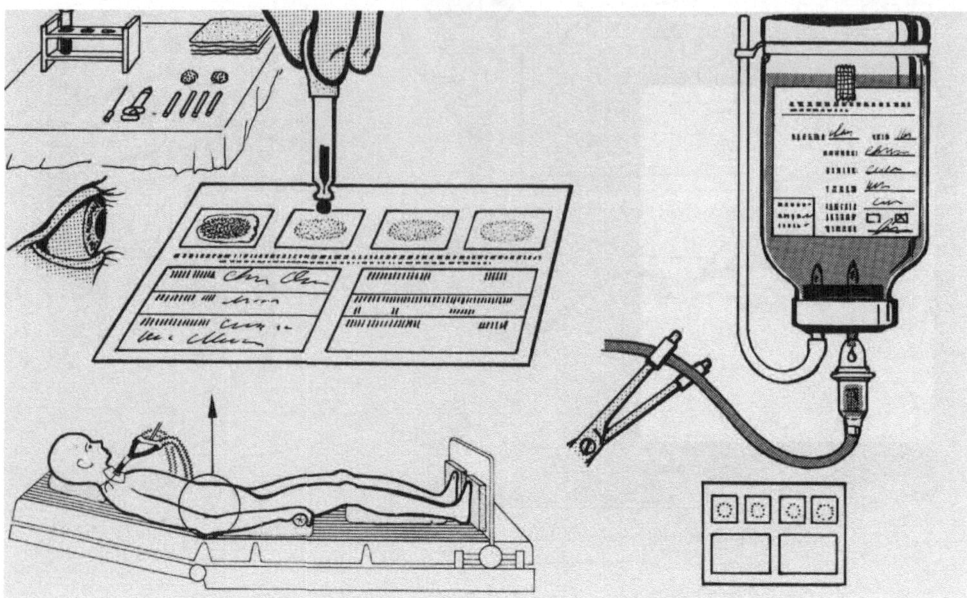

Abb. 39. Handhabung der Eldonkarte

Merke: Die Überprüfung des Konservenblutes mit Hilfe der Eldonkarte muß mit größter Sorgfalt vorgenommen werden. Es ist ratsam, das Ergebnis erst nach einer Wartezeit von 2–3 Minuten abzulesen.

oder den liegenden Gefäßkatheter anschließen

- Schlauchsystem gut fixieren
- nach Einlaufen von 10 ml Blut Schlauchsystem für ca. 10 Minuten abklemmen
- wenn keine Reaktion erfolgte, die Klemme abnehmen und die Transfusion durchführen
- nur bei vitaler Indikation kann diese Kontrolle unterbleiben
- bei Unverträglichkeitsreaktion Transfusion sofort abbrechen und den Arzt benachrichtigen
- aufgetretene Reaktionen auf Überwachungsbogen und Kontrollkarte vermerken
- Blutkonserve und Kontrollkarte umgehend der Blutbank zustellen
- im Notfall wird das Blut schnell transfundiert

- als Sicherung immer ein Y-Stück zwischen Luftzufuhr und Druckgebläse anbringen
- die Person, die die Transfusion durchführt, muß immer das Y-Stück mit eigener Hand verschließen
- das Schlauchsystem des Druckgebläses darf nie abgeklemmt werden
- die Aufhebung des Überdruckes in der Konserve muß rechtzeitig, d. h. noch bevor die Flasche ganz entleert ist, erfolgen
- die Anwendung einer Rollerpumpe verhütet zwar eine Luftembolie, sie ist jedoch umständlich und traumatisiert die Erythrozyten
- das Konservenblut in Plastikbeuteln kann mit Hilfe einer Druckmanschette ohne Risiko einer Luftembolie schnell transfundiert werden

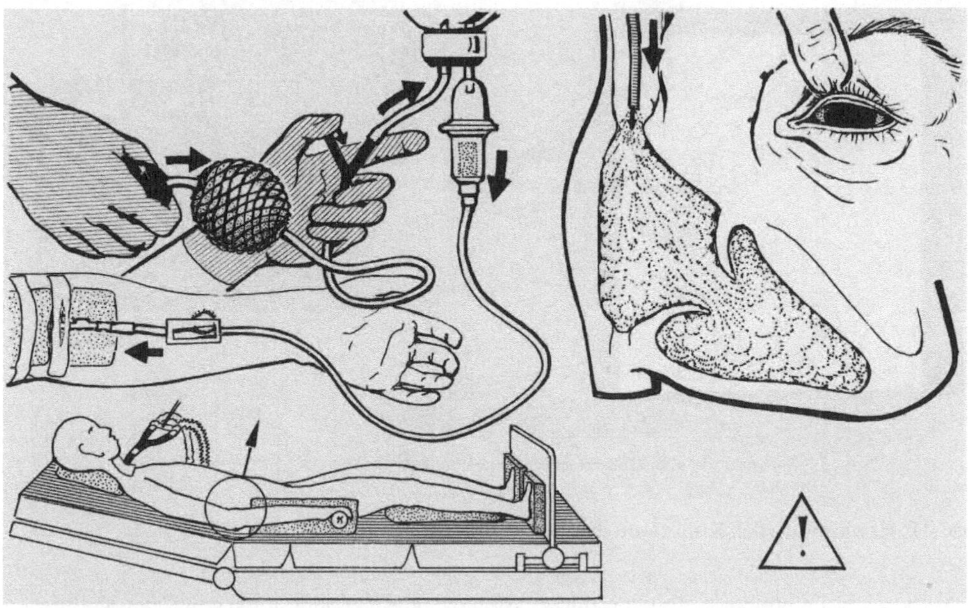

Abb. 40. Durchführung der Bluttransfusion unter Anwendung von Überdruck

Merke: Diese Transfusionstechnik kann nur bei Blutkonserven in Plastikbeuteln ohne die Gefahr einer Luftembolie angewendet werden. Relativ sicher ist auch die Verwendung einer Rollerpumpe. Alle anderen Techniken sind mit der Gefahr der Luftembolie belastet.

– kaltes Blut wird vor der Transfusion aufgewärmt:

– in einem speziellen Blutaufwärmegerät erfolgt die Erwärmung des Konservenblutes schonend und in kurzer Zeit auf 35 °C
– kaltes Blut kann auch durch spezielle Durchlauferwärmer angewärmt werden

Besonderheiten
– in Notsituationen wird evtl. Blut der Gruppe „0 rh neg." transfundiert
– bei Gebrauch der Eldonkarte ist die Identität des Rh-Faktors oft erst nach mehreren Minuten mit Sicherheit festzustellen
– Trockenpräparate von Blutderivaten genau nach der beigefügten Beschreibung auflösen und unverzüglich nach der Auflösung transfundieren
– Schütteln der Blutkonserve schädigt die Erythrozyten

– für die Transfusion von Blut und Blutbestandteilen dürfen nur Schlauchsysteme mit ausreichender Filtervorrichtung verwendet werden
– der Ansatz des Schlauchsystems soll bis zum Anschluß der Transfusion durch sterile Kappe oder sterilen Tupfer geschützt bleiben

Fehler und Gefahren
– ungenügende Kontrolle der Identität
– Unverträglichkeitsreaktionen
– Transfusionszwischenfälle
– Hepatitis
– Kammerflimmern bei Schnelltransfusion kalten Blutes
– Hyperkaliämie bei Transfusion alten Konservenblutes
– Luftembolie bei Schnelltransfusion

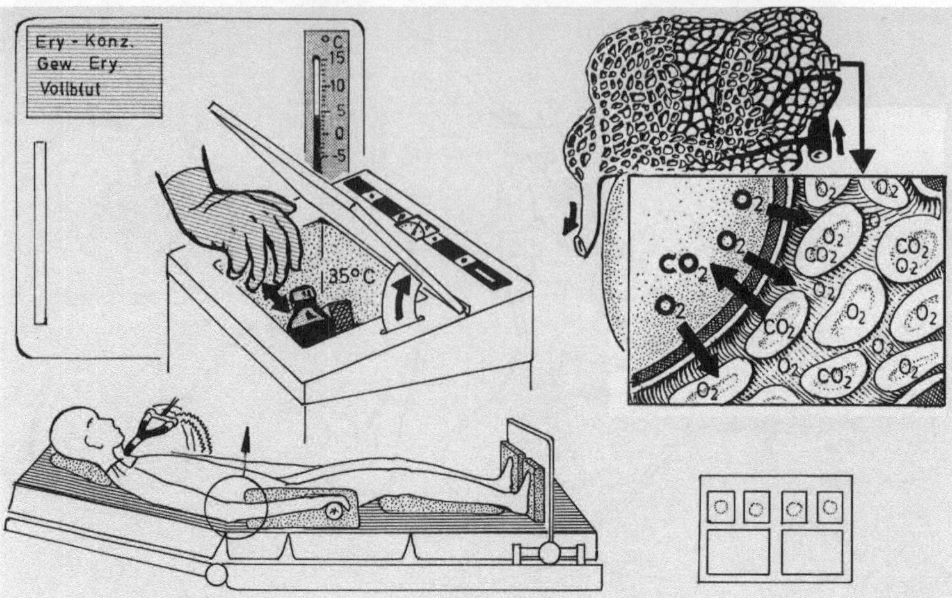

Abb. 41. Erwärmung des Konserven-Blutes vor der Transfusion

Merke: Wird Konserven-Blut in größeren Mengen benötigt oder durch den Cava-Katheter infundiert, so muß es vor der Transfusion mit Hilfe geeigneter Geräte auf etwa 35° C erwärmt werden. Nur so lassen sich Komplikationen infolge Transfusion kalten Blutes vermeiden.

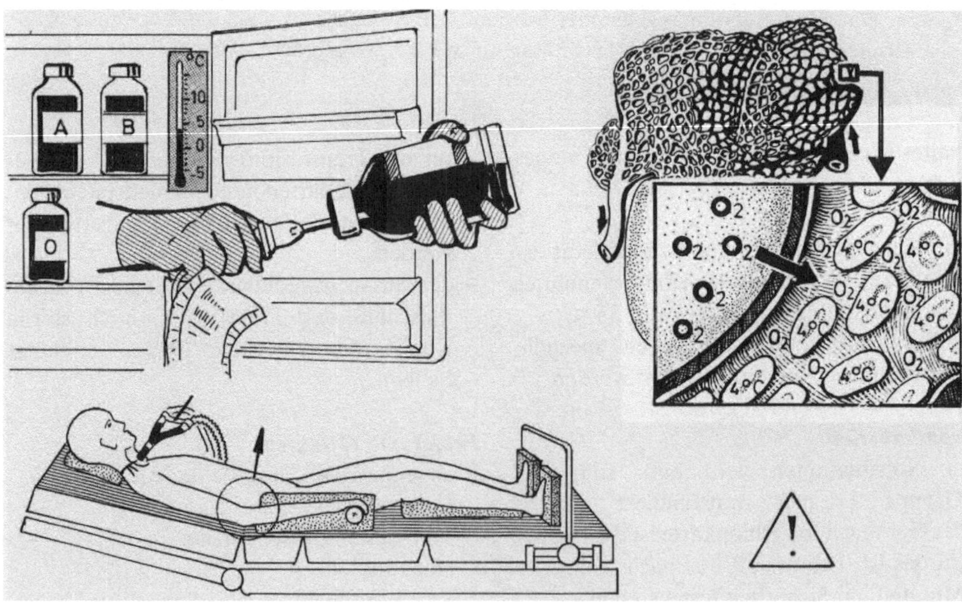

Abb. 42. Beeinträchtigung des Sauerstoffbindungsvermögens der Erythrozyten durch Transfusion von kaltem Blut

Merke: Massentransfusion mit kaltem Blut kann dem Patienten nicht helfen, da das Sauerstoffbindungsvermögen der Erythroryten bei tieferen Temperaturen stark herabgesetzt ist. In diesem Falle hat das transfundierte Blut kaum eine bessere Wirksamkeit als erythrozytenfreie Volumenersatzlösungen.

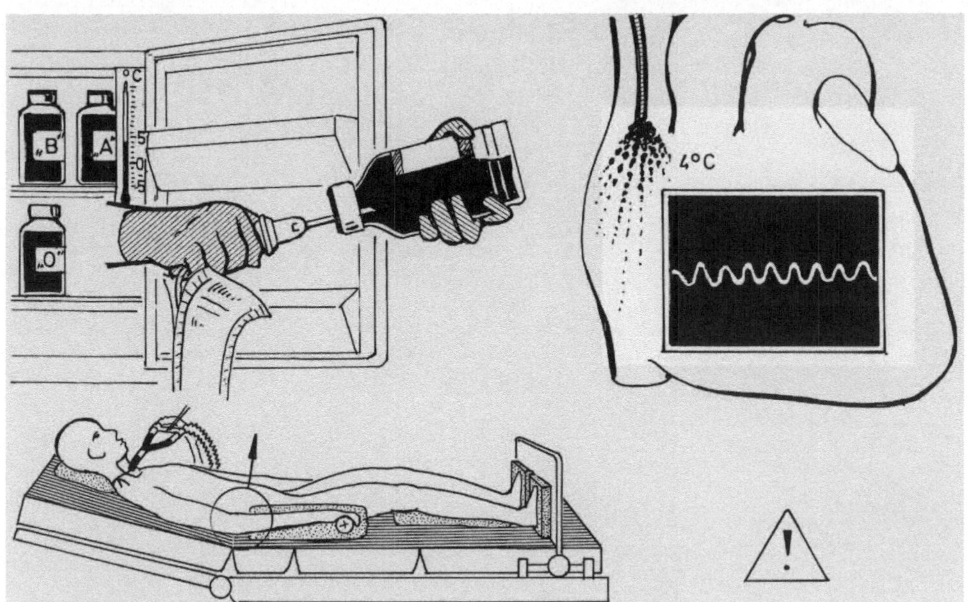

Abb. 43. Störungen der elektrischen Herztätigkeit durch Transfusion von kaltem Blut

Merke: Blutkonserven werden im Interesse der Haltbarkeit bei 4°C gelagert. Die Schnelltransfusion einer größeren Menge von kaltem Blut, insbesondere über einen Cava-Katheter, kann zu schweren Arrhytmien und zu Kammerflimmern führen.

Gefäßkatheter

17. Vena cava-Katheter

Die einwandfreie Einführung eines Gefäßkatheters in die Vena cava superior und die korrekte Handhabung des Vena cava-Katheters
sind für die erfolgreiche Durchführung der Intensivbehandlung von entscheidender Bedeutung.

In der Vena cava superior liegt die Spitze des
Gefäßkatheters in einem klappenlosen Venensystem. Hierdurch können Fehler bei der
Messung des Venendruckes weitgehend vermieden werden.

Der hohe Blutstrom in der Vena cava superior
erlaubt im Gegensatz zu anderen herznahen
und peripheren Venen die Infusion von hochprozentigen Lösungen, ohne die Gefahr der
Venenwandschädigung.

Wegen dieser Sonderstellung des Vena cava-
Katheters ist es sinnvoll, diesen – trotz einiger
Gemeinsamkeiten in der Technik der Einfüh-
rung und der Handhabung – gegenüber den
Gefäßkathetern in anderen herznahen und pe-
ripheren Gefäßen hervorzuheben.

In der Technik der Einführung von Gefäßkathetern unterscheidet man die Einführung
durch Freilegung und die Einführung **durch
Punktion** eines Gefäßes.

Die Einführung des Katheters durch Punktion
eines Gefäßes kann entweder *durch eine
Punktionskanüle* (Intracath-Technik) oder
über eine Punktionskanüle (Braunülen-Tech-
nik) erfolgen. Sowohl die Einführungstechni-
ken als auch die mit diesen verbundenen Feh-
lermöglichkeiten und Gefahren sind unterschiedlich.

17.1. Einführung eines Gefäßkatheters in die Vena cava superior durch eine Punktionskanüle

Zweck
– Durchführung der parenteralen Ernährung
– weitgehende Verhütung von Venenwandschädigung
– intravenöse Medikamentenzufuhr
– Messung des zentral-venösen Druckes
– keine Venenfreilegung

Organisation
– die Einführung eines Gefäßkatheters in die
  Vena cava superior ist eine oft angewandte
  Maßnahme in allen klinischen Disziplinen
  der Medizin
– die sachgerechte Vorbereitung, Assistenz
  und Nachsorge erfolgt durch die für den
  Patienten zuständige Pflegekraft
– für die Vorbereitung, Lagerung und Desinfektion ist eine Rücksprache mit dem Arzt
  bezüglich der Einführungsstelle erforderlich
– die Ausstellung des Röntgenscheines und
  die Benachrichtigung der Röntgenabteilung
  für die Röntgenkontrolle der Katheterlage
  sind rechtzeitig vorzunehmen

Hygiene
– die Durchführung erfolgt in der Regel im
  Patientenzimmer
– die assistierende Pflegekraft soll Kopfbedeckung und Mundschutz tragen
– abhängig von der Einführungsstelle sind
  spezielle hygienische Maßnahmen erforderlich
– die entsprechende Körperregion des Pa-

tienten mit Zellstoff unterlegen, um die Bettwäsche, Kissen usw. zu schützen
– in infizierten Gebieten wird keine Punktion vorgenommen

Desinfektion

– Ort und Größe der zu desinfizierenden Hautfläche ist von der Einführungsstelle abhängig
– die entsprechende Hautfläche wird zweimal desinfiziert
– nach der Durchführung der Lokalanaesthesie wird die Punktionsstelle noch einmal desinfiziert

Sterilität

– Arzt und Assistenz ziehen sich steril an
– für das sterile Anziehen ist immer eine unsterile Assistenz erforderlich
– das sterile Material ist streng getrennt von dem unsterilen Material bereit zu stellen und bis zur Benutzung steril abzudecken
– die Körperregion, in der der Eingriff durchgeführt wird, soll immer steril unterlegt werden
– während der Durchführung, besonders beim Einführen des Gefäßkatheters, achtet die assistierende Pflegekraft mit auf die Erhaltung der Sterilität

Material

steril:
– Einführungsbesteck zum Einmalgebrauch, bestehend aus:

  Venenpunktionskanüle
  Nadelschutzkappe
  röntgenfähiger Gefäßkatheter mit Führungsmandrin
  Verschlußstöpsel
  Plastikschutzhülle, die die Sterilität auch während der Einführung gewährleistet

– Nahtmaterial (Seide)
– Nadelhalter
– Schere
– Tuchklemme
– überzogene Klemmen
– Tupfer und Kompressen

– Abdecktücher
– Lochtuch
– Kittel
– Handschuhe (verschiedene Größen)
– Spritzen
– Kanülen

unsteril:
– Ampullen mit Lokalanaesthetikum
– Ampulle mit physiologischer Kochsalzlösung
– verordnete Infusion, bereits mit luftleerem Infusionssystem fertig gerichtet
– Ampulle mit Röntgenkontrastmittel
– Flasche mit Alkohol oder Äther
– Flasche mit Desinfektionsmittel
– Wundspray
– Heftpflaster
– Schere
– Zellstoff
– Punktleuchte
– Röntgenschutz für Personal und Patienten
– fahrbares Röntgengerät
– ggf. Rasiermaterial

Durchführung

– bezüglich der Einführungsstelle mit dem Arzt Rücksprache nehmen
– Materialien und Instrumentarium einschließlich der Punktleuchte bereitstellen
– verordnete Infusion vorbereiten
– Lagerungsmaterialien bereitlegen
– Arzt und unsterile Hilfe benachrichtigen
– Hände waschen
– Patienten vorschriftsmäßig lagern und vorbereiten unter Beachtung der allgemeinen und speziellen hygienischen Gesichtspunkte
– spezielle Maßnahmen, z. B. Fixierung unsteriler Gegenstände, Trachealkanüle usw., durchführen
– Hände vorschriftsmäßig desinfizieren und sterile Handschuhe anziehen
– Haut des Patienten zweimal vorschriftsmäßig desinfizieren (bei Einführen des Gefäßkatheters durch die Vena cubitalis wird der Arm sofort, unter Mitwirkung der unsterilen Assistenz, auf ein steriles Tuch gelegt)
– Arzt beim sterilen Anziehen helfen

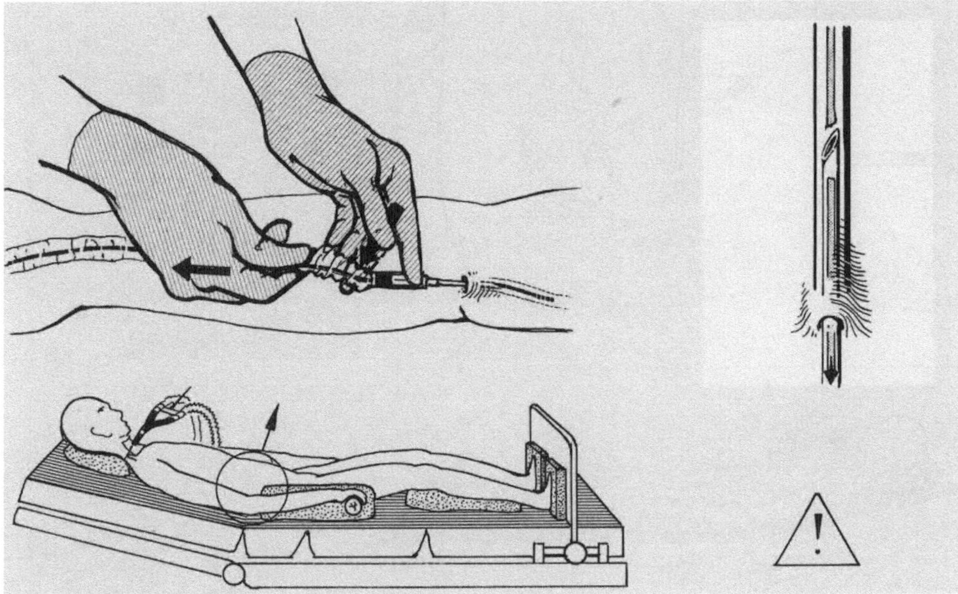

Abb. 44. Katheterembolie

Merke: Bei der Einführung des Katheters durch eine Punktionskanüle muß ein Zurückziehen des Katheters unter allen Umständen vermieden werden. Das Zurückziehen ist mit der Gefahr des Durchschneidens des Katheters und einer dadurch bedingten Katheterembolie verbunden.

- sich mit Hilfe der unsterilen Assistenz steril anziehen
- sterile Handschuhe wechseln
- unsterile Assistenz hebt den Oberkörper des Patienten hoch
- bei Unterlegung des entsprechenden Körperteils mit sterilem Tuch dem Arzt helfen
- bei Durchführung der Lokalanaesthesie assistieren
- anschließend Klemme mit Desinfektionsmittel getränktem Tupfer anreichen
- bei Auflegen und Fixieren des Lochtuches assistieren
- Punktion des Gefäßes und Einführung des Katheters werden durchgeführt:

- evtl. Einritzung der oberen Hautschicht
- unsterile Assistenz schneidet die äußere Hülle des Punktionsbesteckes auf und zieht

sie soweit zurück, daß der Arzt die innere sterile Hülle gut fassen kann
- Einführung der Punktionsnadel in das Gefäß
- Fixierung der Schutzmanschette am Übergang zur Kanüle
- Vorschieben des Katheters mit Hilfe der Schutzhülle
- Fixierung des Katheters mit Zeigefinger und Daumen
- vorsichtiges Glattziehen der gefalteten Schutzhülle
- Wiederholung des Vorganges, bis der Katheter weit genug in das Gefäß eingeführt ist
- auf Aufforderung (z. B. bei Einführungsschwierigkeiten durch eine Venenklappe) das Ende der Schutzhülle aufschneiden
- physiologische Kochsalzlösung in eine

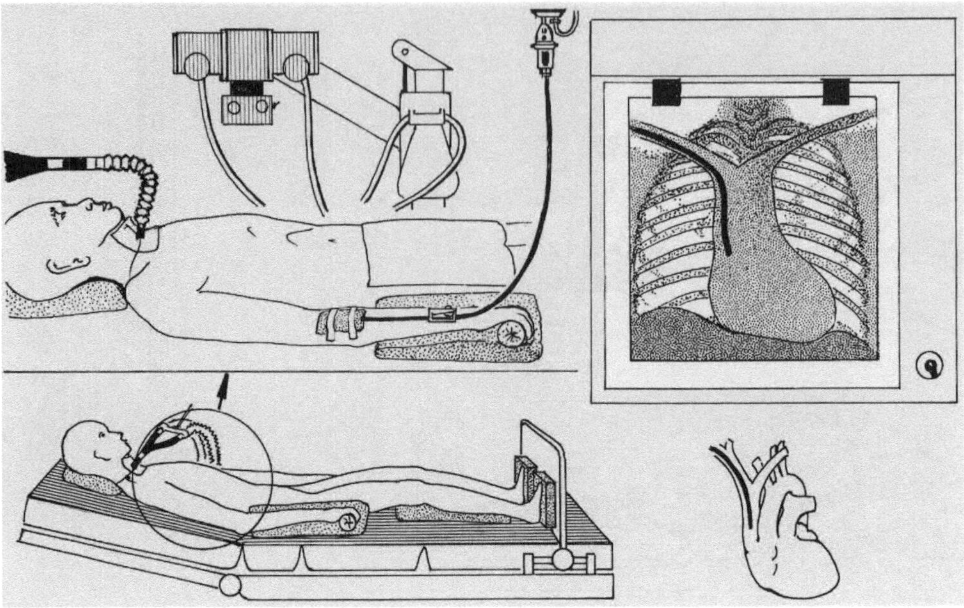

Abb. 45. Lagekontrolle des Vena cava-Katheters durch Röntgenaufnahme

Merke: Die Katheterlage soll sofort nach der Einführung durch eine Röntgenaufnahme kontrolliert werden. Bei Gefäßkathetern ohne röntgenkontrastfähige Spitze wird zur Kontrolle ein Röntgenkontrastmittel verwendet. Die endgültige Fixierung des Katheters erfolgt erst nach der Auswertung der Röntgenaufnahme.

Spritze aufziehen und eine Kanüle Nr. 1 aufsetzen
- Kanüle neben dem Mandrin in den Gefäßkatheter einführen
- Gefäßkatheter über Kanüle und Mandrin mit überzogener Klemme verschließen
- Kochsalzlösung auf Aufforderung mit Druck einspritzen
- falls erforderlich Vorgang wiederholen
- auf Aufforderung Körperlage des Patienten ändern
- nach erfolgreicher Einführung wird der Gefäßkatheter mit Hilfe der Schutzhülle festgehalten und die Einführungskanüle langsam zurückgezogen
- Fixierung des Katheters mit Hilfe einer Hautnaht
- Nadelhalter mit Nadel und Faden (Seide) dem Arzt anreichen

- Entfernung der Kanüle zusammen mit der Schutzhülle und des Mandrins
- Infusion anschließen
- während der Punktion und der Einführung des Gefäßkatheters mit auf die Sterilität achten, dem Arzt assistieren und den Patienten überwachen

- Röntgenaufnahme zur Kontrolle der Lage der Katheterspitze wird vorgenommen:

- die Röntgenplatte mit frischem Kissenbezug wird durch die unsterile Assistenz unter den Thorax des Patienten gelegt
- auf richtige Lage der Röntgenplatte achten
- alle Gegenstände, die Röntgenkontrast geben (z. B. Verband, Gummischlauch usw.), ggf. entfernen
- Eingriffgebiet mit sterilem Tuch abdecken

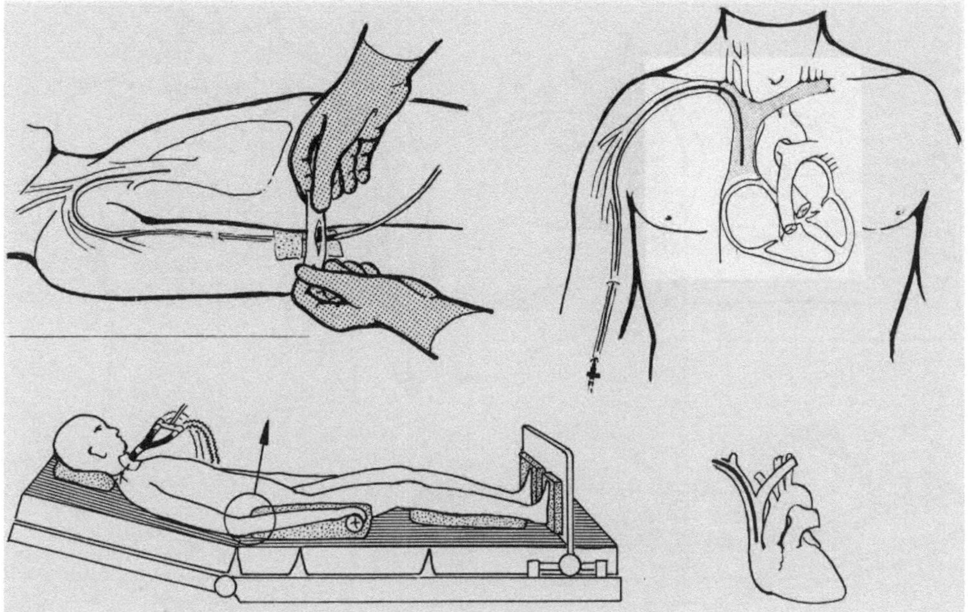

Abb. 46. Die richtige Lage des Vena cava-Katheters

Merke: Der Vena cava-Katheter hat nur dann Vorteile, wenn seine Spitze im klappenlosen Gebiet in der Vana cava superior im Blutstrom frei schwebt. Das Zurückrutschen des Cava-Katheters durch Zug — zum Beispiel bei der Lagerung des Patienten — kann zu schweren Thrombosierungen der Gefäße führen.

- Strahlenschutz aller Personen einschließlich des Patienten in erforderlichem Maße gewährleisten
- Röntgenassistenz führt die Aufnahme durch
- unsterile Assistenz entfernt die Röntgenplatte
- das Ergebnis der Röntgenkontrolle wird abgewartet, eine evtl. erforderliche Korrektur vorgenommen und anschließend der Eingriff zu Ende geführt:

- sterile Handschuhe anziehen und solche auch dem Arzt anreichen
- Klemme mit Desinfektionslösung getränktem Tupfer anreichen
- Punktionsstelle mit Wundspray abdecken
- beim Fixieren des Katheters und beim Auflegen des sterilen Verbandes dem Arzt assistieren
- Infusionsgeschwindigkeit vorschriftsmäßig einstellen
- Einmalmaterial wegwerfen
- Instrumente zur Vorreinigung in Desinfektionslösung legen
- die Fixierung der unsterilen Gegenstände entfernen, ggf. Trachealkanüle oder Endotrachealtubus wieder vorschriftsmäßig fixieren
- Patienten in Ausgangslage bringen

Besonderheiten
- es kommt vor, daß die exakte Lage der Katheterspitze auf der Röntgenaufnahme nicht zu erkennen ist

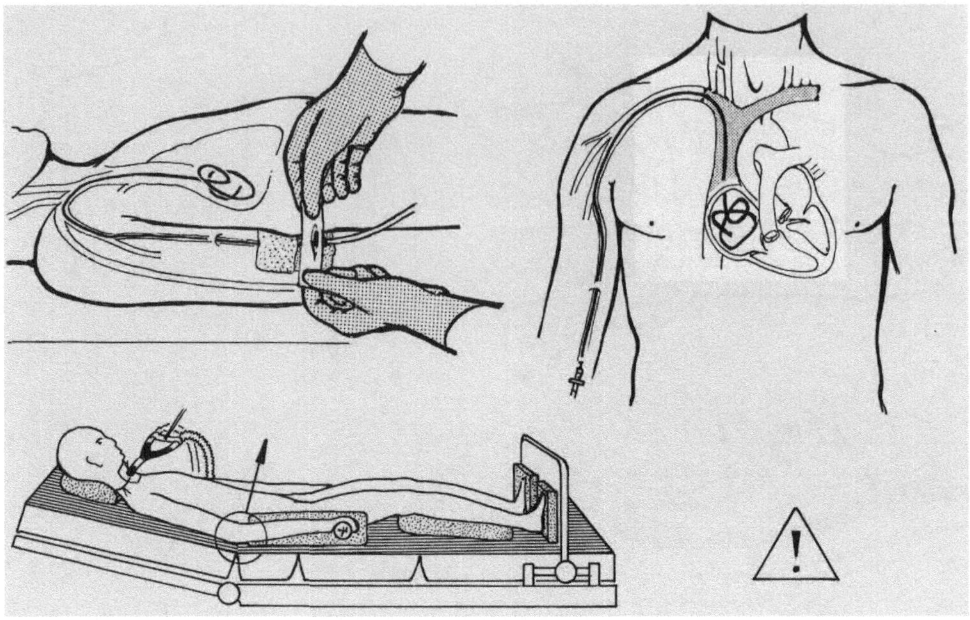

Abb. 47. Falsche Lage des Vena cava-Katheters

> **Merke:** Eine Schlingenbildung kann falsche Meßwerte bei der Ermittlung des zentralvenösen Druckes bedingen. Sie kann auch ein Abreißen des Katheters bei der Entfernung zur Folge haben. Im rechten Vorhof liegende Katheter verursachen oft durch direkte Reizung oder durch Thrombosierung Arrhythmien.

- in diesem Falle wird die Röntgenaufnahme nach Auffüllung des Gefäßkatheters mit Röntgenkontrastmittel wiederholt
- während der Röntgenaufnahme darf die Einspritzung nicht fortgeführt werden, sonst stört der Röntgenschatten des ausströmenden Kontrastmittels die exakte Beurteilung
- der Eingriff wird erst nach exakter Diagnose der Lage der Katheterspitze zu Ende geführt
- bei Metalleinführungskanülen muß unbedingt ein Zurückziehen des Gefäßkatheters durch die Kanüle vermieden werden, sonst droht immer die Gefahr des Abschneidens des Katheters und einer Katheterembolie
- bei Scheitern der Einführung des Gefäßkatheters werden Nadel und Katheter gleichzeitig herausgezogen
- die Fixierung des freien Katheterendes mit dem sterilen Verband soll so erfolgen, daß eine Strecke von 4–5 cm zur Kontrolle sichtbar bleibt und die Bewegung des Patienten möglichst wenig behindert wird
- Infusionsleitungen sollen immer zusätzlich fixiert werden

Fehler und Gefahren
- Verletzung der Gefäßwand durch Metalleinführungskanüle
- Katheterembolie bei falscher Einführungstechnik durch die Metallkanüle
- Kontaminierung des Katheters

– Gefäß- und Herzperforation
– Infusion in den Pleuraraum
– Luftembolie
– Überempfindlichkeitsreaktion bei Gabe vom Kontrastmittel
– starke Alterationen der elektrischen Herztätigkeit bei zu tief eingeführtem Katheter durch Reizung des Vorhofes, insbesonders des Sinusknotens

17.1.1. Einführung eines Gefäßkatheters in die Vena cava superior durch Punktion der Vena cubitalis

Zweck
– vorteilhafte Lage der Katheterspitze für eine Dauermedikation im Gegensatz zu Kanülen und Kathetern in peripheren Armvenen
– Vermeidung von ausgedehnten Trombosen und Thrombophlebitiden im Bereich des Armes bei Dauermedikation
– freie Beweglichkeit des Armes ohne Gefahr der Venenperforation
– Erleichterung der Pflege und Mobilisierung des Patienten

Organisation
– für die Durchführung ist eine Assistenz erforderlich
– Punktionsstelle im voraus erfragen
– Gefäßlänge zwischen der Vena cubitalis und der Vena cava superior schätzen
– in der Regel sind wiederholte Röntgenaufnahmen zur Kontrolle erforderlich

Hygiene
– Rasieren ist in der Regel nicht erforderlich
– den Arm in dem Bereich zwischen der Mitte des Unterarmes und der Achselhöhle mit Zellstoff unterlegen
– Haut des entsprechenden Armes entfetten

Desinfektion
– die Haut des entsprechenden Armes von der Mitte des Unterarmes bis zu dem mittleren Drittel des Oberarmes rundum zweimal desinfizieren

– den Arm ausreichend abduziert und gestreckt auf ein steriles Tuch legen

Sterilität
– sterile Handschuhe für die Desinfektion anziehen
– dem Arzt beim sterilen Anziehen helfen
– den Arm des Patienten so lagern, daß er während des Eingriffes nicht abrutschen kann
– die untere Hälfte des Unterarmes und die Hand des Patienten mit sterilem Tuch einwickeln

Material
– als spezielles Material sind erforderlich:

steril:
– Punktionsbesteck mit Gefäßkatheter von mindestens 60 cm Länge
– zwei zusätzliche Tücher (eines von doppelter Größe) für die sterile Unterlegung des Armes, eines für das Einwickeln des Unterarmes und der Hand

unsteril:
– Blutdruckmanschette mit Manometer für die Venenstauung
– zwei Kissen für die Lagerung des Armes
– Flasche mit Äther oder Alkohol

Durchführung
– Besprechung, Organisation und Vorbereitung des Eingriffes
– Hände waschen
– Patienten so legen, daß für die sichere Lagerung des Armes eine ausreichende Fläche zur Verfügung steht
– Kissen für die horizontale Armlagerung bereitlegen
– in den Lagerungskissen eine Mulde für den Arm ausformen
– Zellstoffunterlage auf die Kissen legen
– Arm etwa 30° abduziert und gestreckt lagern
– Arzt und unsterile Assistenz benachrichtigen
– ggf. Behaarung abrasieren
– Haut entfetten

- sterile Handschuhe anziehen
- ein steriles Tuch bereitlegen
- Hautdesinfektion vornehmen
- mit der steril gebliebenen Hand steriles Tuch auf die Lagerungsfläche legen
- Arm auf das sterile Tuch ablegen
- Punktleuchte einschalten und auf das Punktionsgebiet gerichtet einstellen
- Arzt beim sterilen Anziehen helfen
- sich steril anziehen
- Unterarm und Hand des Patienten mit sterilem Tuch umwickeln und mit Tuchklemme sichern
- dem Arzt beim Unterlegen des Armes mit dem zweiten sterilen Tuch assistieren
- der Arm wird in der ganzen Länge bis zur Achselhöhle mit dem sterilen Tuch unterlegt
- das Tuch muß so fixiert werden, daß es während des Eingriffes nicht abrutscht
- Durchführung der Lokalanaesthesie
- Desinfektion der Punktionsstelle
- Abdeckung des Armes mit dem Lochtuch
- Assistierung während der Punktion und Einführung des Katheters
- Entfernung des Mandrins und der Kanüle zusammen mit der Kunststoffhülle
- mit Hilfe einer Spritze (10 ml) durch den Katheter, unter ruckartiger Kolbenbewegung, Blut aspirieren, um Gerinnsel aus dem Katheter zu entfernen
- sofort danach Infusion anschließen
- am Ende des Eingriffes Katheter und sterilen Verband so fixieren, daß eine Strecke des Katheters zur Kontrolle sichtbar bleibt
- Material vorschriftsmäßig wegräumen
- Patienten in Ausgangslage bringen
- Infusion kontrollieren
- Röntgen-Kontrollaufnahme veranlassen

Besonderheiten
- die Einführung des Katheters ist am linken Arm erfahrungsgemäß leichter
- der Katheter kann zur Verhinderung der Gerinnselbildung vor der Einführung mit heparinhaltiger physiologischer Kochsalzlösung gefüllt werden

- anatomische Variationen der Vena cubitalis können Ursache von Schwierigkeiten bei der Einführung des Katheters sein

Fehler und Gefahren
- versehentliche Punktion der Arteria cubitalis mit Hämatombildung
- Abrutschen (Sterilität!) des Armes während der Einführung des Katheters
- Abgleiten des Katheters in die Vena cephalica, Vena jugularis interna oder Vena brachiocephalica
- Perforation der Vene
- häufig Schlingenbildung des Katheters

17.1.2. Einführung eines Gefäßkatheters in die Vena cava superior durch Punktion der Vena subclavia

Zweck
- günstiges Verhältnis zwischen Gefäßlumen und Katheterstärke
- Katheter nur über eine kurze Strecke im Gefäßsystem
- niedrige Thromboserate
- längere Liegedauer möglich
- Bewegungsfreiheit der oberen Extremität
- gute Mobilisierbarkeit des Patienten unter Fortsetzung der Infusionstherapie

Organisation
- die Punktion der Vena subclavia kann oberhalb und unterhalb des Schlüsselbeines erfolgen
- Röntgenkontrolle ist notwendig
- Instrumentarium für die Behandlung eines evtl. auftretenden Pneumothoraxes soll bereitgestellt werden

Hygiene
- die punktionsgleiche obere Thoraxhälfte bis zum Genick des Patienten mit Zellstoff unterlegen
- Gegenstände, z. B. Blockung der Trachealmanschette, so legen und fixieren, daß sie

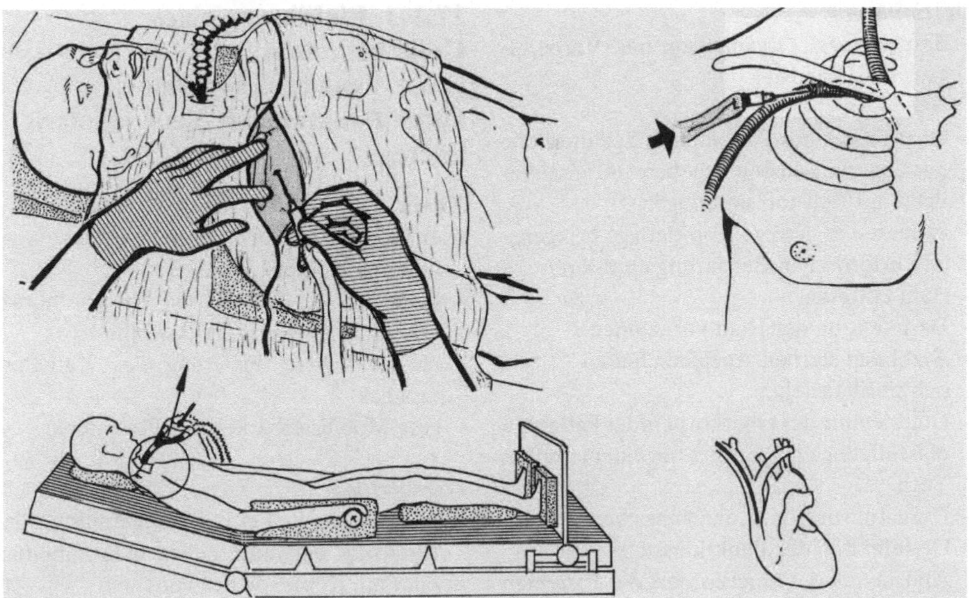

Abb. 48. Einführung eines Gefäßkatheters in die Vena cava superior durch Punktion der Vena subclavia

> **Merke:** Das Gelingen der Subclavia-Punktion hängt von einer präzisen Lagerung des Patienten ab. Hierfür muß der Oberkörper des Patienten in Höhe der Schulter durch Unterlegen angehoben werden. Der Kopf liegt in Mittelstellung und wird leicht rekliniert. Die angeschlossene Infusion darf bis zur Auswertung der Röntgenaufnahme nur sehr langsam tropfen. Bei falscher Lage des Katheters würde die Infusion in die Pleurahöhle fließen.

nicht in den sterilen Bereich abgleiten können
- falls erforderlich Behaarung abrasieren

Desinfektion
- die zweimalige Desinfektion der Haut erfolgt sowohl bei der oberen als auch bei der unteren Punktion in dem Bereich, der begrenzt ist durch: Unterkiefer, Mittellinie des Halses und des Brustbeines, Horizontallinie zwischen dem Sternumansatz der vierten Rippe und der vorderen Axillarlinie, verlängerte vordere Axillarlinie und Musculus trapezius

Sterilität
- für die Durchführung ist eine Assistenz erforderlich

Material
- als spezielles Material sind erforderlich:

steril:
- Punktionsbesteck mit Gefäßkatheter von etwa 40 cm Länge

unsteril:
- zwei Kissen für die Lagerung des Oberkörpers

Durchführung
- Besprechung, Organisation und Vorbereitung des Eingriffes
- Hände waschen
- Oberkörper des Patienten in Schulterhöhe mit Lagerungskissen anheben und anschließend mit Zellstoff unterlegen
- Patienten in mäßige Kopftieflage bringen
- falls erforderlich Behaarung abrasieren
- Haut entfetten
- Desinfektion der Haut vornehmen
- Arzt beim sterilen Anziehen helfen
- sich steril anziehen
- Unterlegung des Oberkörpers des Patienten einschließlich des Kopfes mit einem sterilen Tuch
- Durchführung der Lokalanaesthesie
- Desinfektion der Punktionsstelle
- Abdeckung des Oberkörpers des Patienten einschließlich des Kopfes
- das Assistieren während der Einführung des Katheters soll so erfolgen, daß der Kopf des Patienten gleichzeitig leicht zur anderen Seite gedreht wird
- bei beatmeten Patienten auf einwandfreie Beatmung achten
- am Ende des Eingriffes Katheter und sterilen Verband so fixieren, daß eine Strecke des Katheters zur Kontrolle sichtbar bleibt
- Patienten wieder in Ausgangslage bringen
- Material ordnungsgemäß wegräumen
- Infusion kontrollieren
- Röntgen-Kontrollaufnahme veranlassen

Besonderheiten
- falls Kopftieflage nicht möglich ist, erfolgt die Punktion des Gefäßes und die Einführung des Katheters unter ständiger Aspiration mittels aufgesetzter Spritze
- der Katheter rutscht leicht aus dem Gefäß
- Bildung einer Schleife zur Fixierung des Katheters hat sich bewährt

Fehler und Gefahren
- unbeabsichtigte Punktion der Arteria subclavia
- Pneumothorax
- Hämatothorax
- Infusionsthorax
- Luftembolie
- Abrutschen des Beatmungsschlauches während des Eingriffes

17.1.3. Einführung eines Gefäßkatheters in die Vena cava superior durch Punktion der Vena jugularis interna

Zweck
- einfache Punktionstechnik
- niedrige Komplikationsrate
- keine direkte Gefahr von Pneumothorax, Hämotothorax und Infusionsthorax
- relativ sichere Fixierung des Katheters möglich
- gute Mobilisierbarkeit des Patienten

Organisation
- der Arzt steht bei der Durchführung des Eingriffes entweder neben dem Patienten oder am Kopfende des Patienten
- Röntgenkontrolle ist notwendig
- eine Assistenz ist in der Regel ausreichend

Hygiene
- Kopfhaare von dem sterilen Gebiet fernhalten
- Kopf und Hals des Patienten bis zur Schulter mit Zellstoff unterlegen
- Behaarung in erforderlichem Ausmaß abrasieren
- Trachealkanüle oder Endotrachealtubus für die Dauer des Eingriffes so fixieren, daß steriles Arbeiten sichergestellt ist

Desinfektion
- die zweimalige Desinfektion der Haut erfolgt in dem Bereich, der begrenzt ist durch: Unterkiefer, Mittellinie des Halses, Horizontallinie zwischen dem Schlüsselbeinansatz am Sternum und der vorderen Axillarlinie, verlängerte vordere Axillarlinie und Musculus trapezius

Sterilität
- für die Durchführung ist eine sterile Assistenz erforderlich
- Trachealkanüle mit steriler Kompresse vom Gebiet des Eingriffes isolieren

Material
- als spezielles Material sind erforderlich:

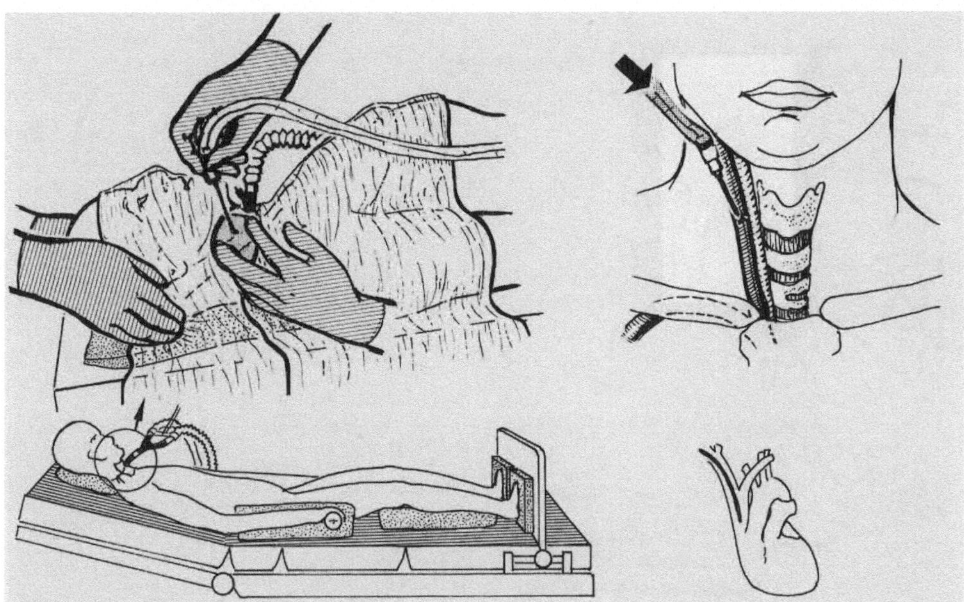

Abb. 49. Einführung eines Gefäßkatheters in die Vena cava superior durch Punktion der Vena jugularis interna

Merke: In leichter Trendelenburgscher Lage wird der Kopf des Patienten rekliniert und in Mittellage fixiert. Diese Punktionstechnik hat sich bewährt. Eine Thrombosierung der Vene tritt selten auf.

steril:
- Punktionsbesteck mit Gefäßkatheter von etwa 40 cm Länge

unsteril:
- zwei Kissen für die Lagerung des Oberkörpers
- Lagerungsring zur Fixierung des Kopfes

Durchführung
- Besprechung, Organisation und Vorbereitung des Eingriffes
- Hände waschen
- Oberkörper des Patienten in Schulterhöhe mit Lagerungskissen anheben
- Lagerungskissen unter dem Kopf des Patienten entfernen

- Kopf und Hals des Patienten mit Zellstoff unterlegen und im Lagerungsring rekliniert in Mittelstellung fixieren
- falls erforderlich, Behaarung abrasieren
- Patienten in mäßige Kopftieflage bringen
- Desinfektion der Haut vornehmen
- Arzt beim sterilen Anziehen helfen
- sich steril anziehen
- Unterlegung des Kopfes mit einem sterilen Tuch
- Durchführung der Lokalanaesthesie
- Desinfektion der Punktionsstelle
- Abdeckung des Halses einschließlich des Kopfes und des Oberkörpers des Patienten
- das Assistieren während der Einführung des Katheters soll so erfolgen, daß eine Umlagerung des Kopfes entsprechend der Auf-

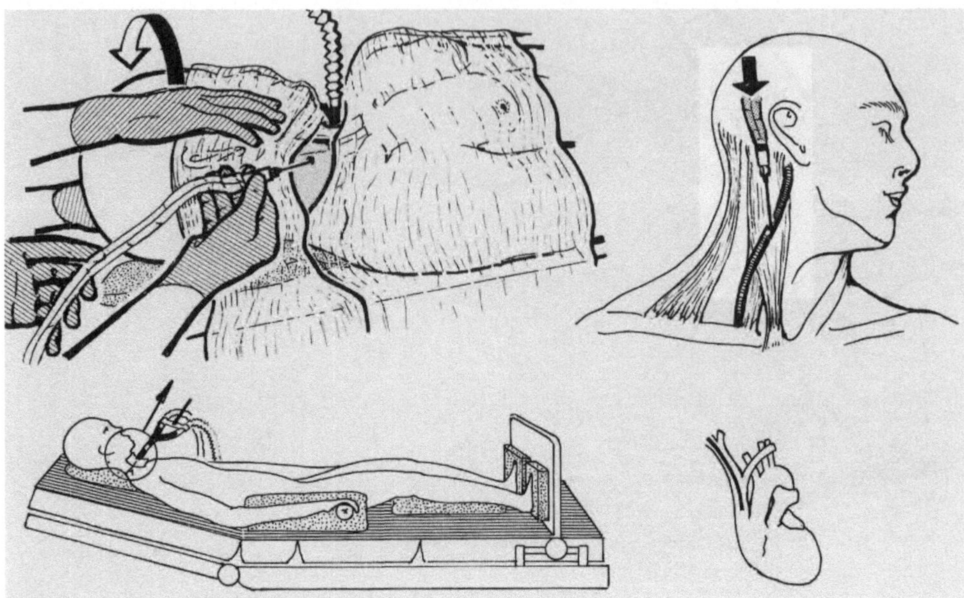

Abb. 50. Einführung eines Gefäßkatheters in die Vena cava superior durch Punktion der Vena jugularis externa

> **Merke:** Zur Vermeidung einer Luftembolie wird der Patient in leichte Trendelenburg-Lage gebracht. Bei der Einführung des Gefäßkatheters wird der Kopf des Patienten zur kontralateralen Seite gedreht und die Schulter der gleichen Seite nach unten fixiert. Diese Punktionstechnik ist mit einer relativ hohen Versagerquote verbunden.

forderung des Arztes durchgeführt werden kann
- am Ende des Eingriffes Katheter mit Hilfe einer S-förmigen Schleife mit sterilem Verband fixieren
- Patienten wieder in Ausgangslage bringen
- Trachealkanüle oder Endotrachealtubus wieder ordnungsgemäß fixieren
- Material ordnungsgemäß wegräumen
- Infusion kontrollieren
- Röntgen-Kontrollaufnahme veranlassen

Besonderheiten
- die Reklination des Kopfes bewirkt eine Fixierung der großen Halsgefäße

- die Einführung des Katheters kann auch durch die Punktion der Vena jugularis externa erfolgen

Fehler und Gefahren
- unbeabsichtigte Punktion der Arteria carotis mit Hämatombildung
- Mißerfolg bei dem Versuch, den Katheter über die Vena jugularis externa einzuführen
- Luftembolie
- Herausrutschen der Trachealkanüle
- Abknicken des Endotrachealtubus

17.2. Einführung eines Gefäßkatheters in die Vena cava superior durch Freilegung der Vena cubitalis

Zweck
- sichere Einführung des Katheters auch bei kollabierten Venen
- Zugang zu einer tieferliegenden Vena cubitalis

Organisation
- Der Eingriff wird überwiegend im Patientenzimmer vorgenommen
- eine sterile Assistenz ist erforderlich
- die beabsichtigte Eingriffsstelle soll im voraus erfragt werden
- Röntgen-Kontrollaufnahme ist erforderlich

Hygiene
- alle beteiligten Personen müssen Kopfbedeckung und Mundschutz tragen
- Behaarung im Eingriffsgebiet abrasieren
- Haut im Eingriffsgebiet entfetten

Desinfektion
- in Abhängigkeit vom Eingriffsort gesamten Arm rundum zweimal desinfizieren

Sterilität
- Vorbereitung und Assistenz müssen auch im Patientenzimmer so durchgeführt werden, daß die Venenfreilegung und die Einführung des Katheters unter Einhaltung aller anderen Bedingungen eines operativen Eingriffes erfolgen können

Material
steril:
- Venaesectio-Besteck, bestehend aus:

  Stieltupfer
  Skalpell
  chirurgische Pinzetten
  anatomische Pinzetten
  feine anatomische Pinzette
  Präparierschere
  Gefäßschere
  Schere
  Langenbeckhaken
  scharfe Wundhaken
  Wundspreizer
  Moskitoklemmen
  Klemmen
  Klemmen vorn überzogen
  Rillensonde
  Deschamps
  scharfe Nadeln
  Catgut (Stärke 3–0)
  Seide (Stärke 2–0)
  Nadelhalter
  Tupfer
  Kompressen
  Handschuhe (verschiedene Größen)
  Abdecktücher
  Lochtuch
  Tuchklemmen

- röntgenfähige Gefäßkatheter verschiedener Stärke
- Kittel
- Spritzen
- Kanülen
- Braunülen

unsteril:
- Ampullen mit Lokalanaesthetikum
- Ampulle mit physiologischer Kochsalzlösung
- Ampulle mit Röntgenkontrastmittel
- Ampulle mit Heparin
- Flasche mit Alkohol oder Äther
- Flasche mit Desinfektionsmittel
- Wundspray
- Heftpflaster
- Schere
- Zellstoff
- Punktleuchte
- Röntgenanforderungsschein
- Röntgenschutz für Personal und Patienten
- fahrbares Röntgengerät
- Rasiermaterial

Durchführung
- Eingriffsort erfragen
- Hände waschen
- ggf. Behaarung abrasieren
- Haut entfetten

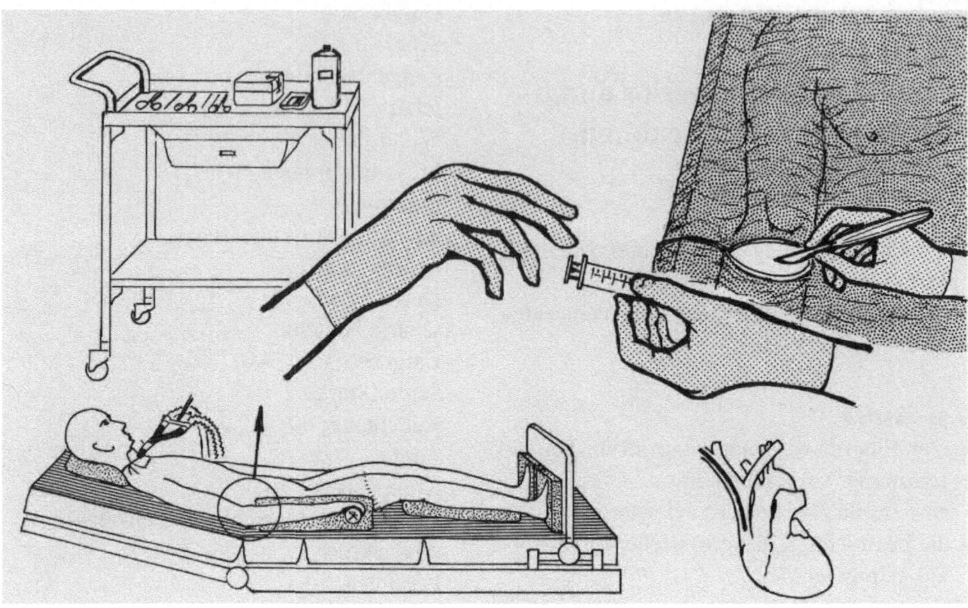

Abb. 51. Einführung eines Gefäßkatheters in die Vena cava superior durch Freilegung einer Vene

Merke: Am häufigsten wird die Vena cubitalis oder die Vena subclavia freigelegt. Auch die Assistenz muß einen sterilen Kittel anziehen.

- steriles und unsteriles Material auf zwei getrennten Tischen richten
- Röntgenassistenz benachrichtigen
- Arm des Patienten abduziert sachgerecht lagern
- sterile Handschuhe anziehen
- Arzt und unsterile Assistenz benachrichtigen
- Arm des Patienten desinfizieren und auf die mit einem sterilen Tuch abgedeckte Unterlage legen
- Punktleuchte auf das Operationsgebiet einstellen
- Arzt beim sterilen Anziehen helfen
- sich steril anziehen
- sterilen Tisch so stellen, daß auch der Arzt Instrumente entnehmen kann
- den Verlauf des Eingriffes aufmerksam verfolgen und assistieren
- der Eingriff wird in der Regel wie folgt durchgeführt:

- Lokalanaesthesie
- Desinfektion des Schnittgebietes
- Abdecken mit sterilem Lochtuch
- Tupfer bereitlegen
- Hautschnitt
- Einsetzen der scharfen Wundhaken
- Wundhaken halten (entfällt beim Einsetzen des Wundspreizers)
- Freipräparieren der Vene und Blutstillung
- Einsetzen der Langenbeckhaken
- scharfe Haken entfernen und ablegen (ggf. Wundspreizer dem Arzt abnehmen)
- Langenbeckhaken halten
- Unterfahrung der Vene mit Rillensonde
- Langenbeckhaken entfernen und ablegen
- Catgut-Fäden in Deschamps einfädeln und anreichen
- nach Unterfahrung der Venen mit dem Deschamps das längere Fadenende mit anatomischer Pinzette festhalten
- Klemme anreichen

- zweiten Catgut-Faden in Deschamps einfädeln und wie vorher angegeben verfahren
- physiologische Kochsalzlösung und etwas Heparin mit einer 5 ml Spritze aufziehen und zusammen mit einer Kanüle bereitlegen
- Gefäßkatheter aus der Hülle steril entnehmen und aufgerollt in der Hand halten
- Katheter neben dem Mandrin mit Kochsalz-Heparin-Lösung auffüllen
- Arzt klemmt den Katheter mit einer überzogenen Klemme ab
- mit der freien Hand den oberen Faden leicht anziehen
- Einschneidung der Vene
- Ende des Gefäßkatheters zur Stelle des Einschnittes hinhalten
- Einführung des Katheters
- auf Aufforderung den Zug am Faden leicht nachlassen
- nach Vorschieben des Katheters Faden loslassen und dem Arzt bei der weiteren Einführung assistieren
- Fixierung des Katheters mit dem oberen Catgut-Faden nach Einführung
- Operationsgebiet mit steriler Kompresse abdecken
- Röntgenaufnahme des Thoraxes vorschriftsmäßig durchführen lassen und dabei assistieren
- ggf. Korrektur der Katheterlage und Wiederholung der Röntgenkontrolle
- endgültige Fixierung des Katheters
- Wundverschluß nach Desinfektion der Wundränder
- Fäden (Seide) und erforderliche Instrumente anreichen, evtl. mit chirurgischer Pinzette assistieren
- Entfernung des Mandrins
- Aspiration von Blut
- sofortiger Anschluß der Infusion

- Wundspray
- steriler Verband
- Katheter vorschriftsmäßig fixieren
- Material wegräumen
- Patienten in Ausgangslage bringen
- Infusion kontrollieren

Besonderheiten
- Die Freilegung der Vena cubitalis kann durch anatomische Besonderheiten erschwert sein
- relativ oft wird der Gefäßkatheter in etwa 5 cm Entfernung von der Schnittstelle subkutan eingeführt und durch einen Tunnel zu der Einführungsstelle an der Vene geleitet
- in diesem Falle muß nicht nur die Schnittwunde, sondern auch die Einführungsstelle mit einem sterilen Verband versehen werden
- beim Fixieren der Fäden soll die Pulsation an der Arteria radialis kontrolliert werden
- zur Einführung eines Gefäßkatheters in eine periphere Vene wird im Rahmen der Notfallbehandlung die Vena saphena magna etwas über dem medialen Fußknöchel freigelegt
- in diesem Falle wird die Haut von der Mitte des Fußes bis zur Mitte des Unterschenkels rundum zweimal desinfiziert
- selten wird zur Einführung eines Gefäßkatheters die Vena subclavia freigelegt

Fehler und Gefahren
- Verletzung der Arteria cubitalis mit Blutung
- versehentliche Unterbindung der Arteria cubitalis insbesondere bei niedrigem Blutdruck
- Auswahl von zu dünnen Kathetern (Blutung bei der Einführung)
- Auswahl von zu dicken Kathetern (Mißlingen der Einführung)
- Wundinfektion

17.3. Sicherstellung der Durchgängigkeit des Vena cava-Katheters

Zweck
- Vermeidung von Lungenembolien durch Einschwemmung von Blutgerinnseln aus dem Gefäßkatheter

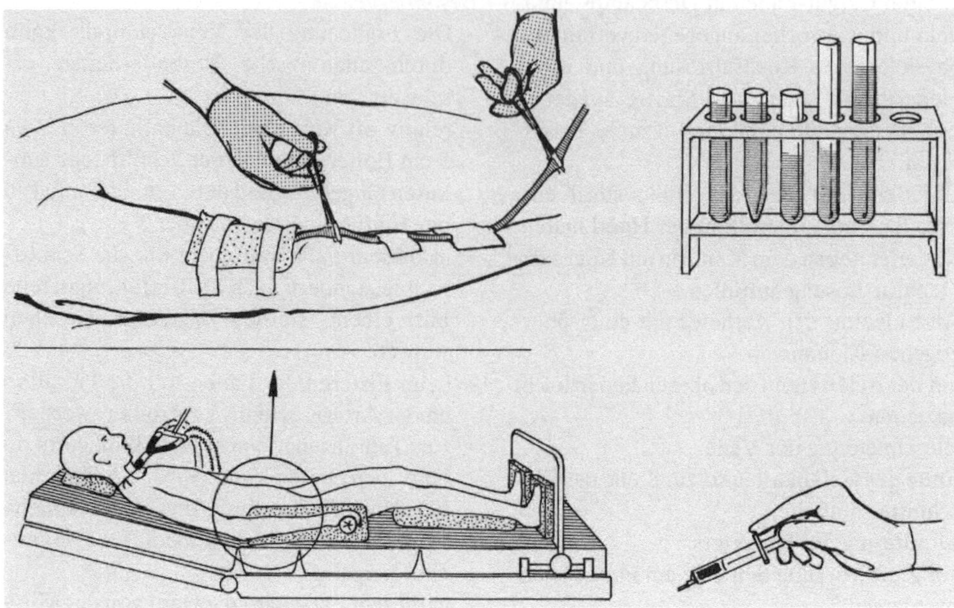

Abb. 52. Technik der Abklemmung des Vena cava-Katheters

Merke: Die Klemme muß mit Kunststoff überzogen sein, damit eine Beschädigung des Katheters vermieden wird. Die Abklemmung des Katheters darf nur für eine kurze Zeit erfolgen, sonst kommt es zur Verlegung durch Blutgerinnung.

- exakte Messung des zentralvenösen Druckes
- Wechsel des Gefäßkatheters nur aus zwingenden, nicht vermeidbaren Gründen

Organisation
- bereits bei der Einführung des Gefäßkatheters sind alle vorbeugenden Maßnahmen zu beachten
- bei jeder länger dauernden Blutentnahme durch den Gefäßkatheter besteht die Gefahr der Gerinnselbildung
- bei Messung des zentralvenösen Druckes muß man besonders auf die Reihenfolge der einzelnen Handlungen achten
- bei jeder Unterbrechung des kontinuierlichen Durchflusses durch den Gefäßkatheter (Infusionsende, leere automatische Spritze, Abstöpseln und Abklemmen des Katheters) besteht die Gefahr der Thrombosierung, zumindest in der Endstrecke des Katheters
- bei Thrombosierung des Katheters wird der Arzt benachrichtigt

Hygiene
- bei jeglicher Manipulation am freien Ende des Gefäßkatheters sterile Handschuhe tragen
- bei jeder Unterbrechung der Verbindung der Schlauchsysteme von Infusion, Transfusion, automatischer Spritze und des Gefäßkatheters, sowohl das Ende des Schlauchsystems als auch das des Gefäßkatheters mit steriler Kompresse unterlegen

Desinfektion
- ggf. verschmutztes Katheterende nach Reinigung zweimal gründlich desinfizieren

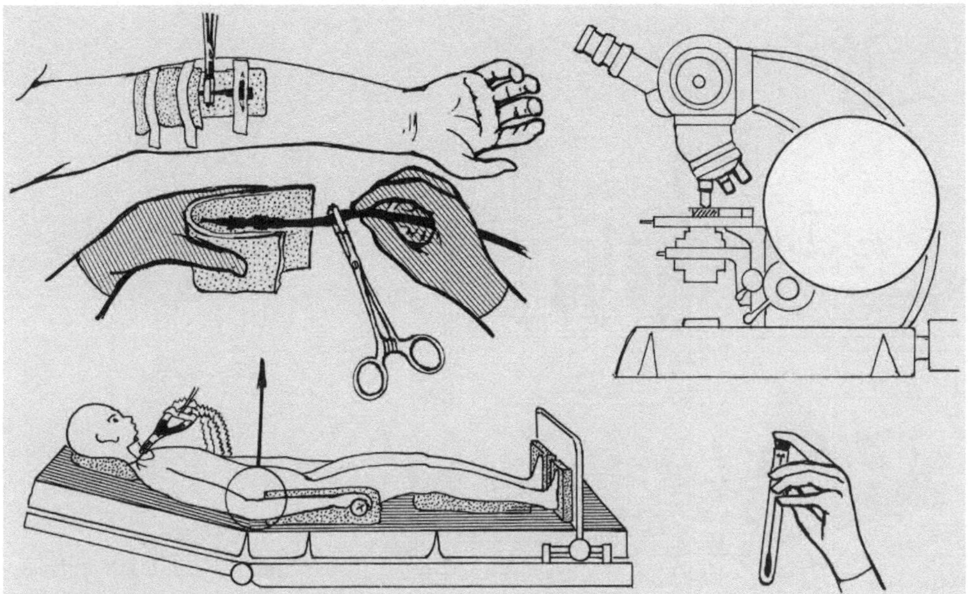

Abb. 53. Hygienische Gesichtspunkte bei der Trennung des Infusionsbesteckes vom Vena cava-Katheter

> **Merke:** Vor der Trennung des Infusionsbesteckes vom Vena cava-Katheter soll die Konnektionsstelle desinfiziert und das Ende des Cava-Katheters mit einer sterilen Kompresse unterlegt werden. Nach der Trennung wird das Ende des Infusionsbesteckes in eine sterile Kompresse eingehüllt und abrutschsicher abgelegt.

Sterilität

- Schlauchsysteme von Infusionen, Transfusionen, automatischen Spritzen nie zweimal benutzen
- alle Schlauchsysteme mindestens täglich einmal wechseln
- Zylinder und Kolben der automatischen Spritze nach jedem Durchgang sterilisieren
- Verbindungsstücke, Mehrwegehähne und Einstichkappen spätestens alle 6 Stunden gegen sterile austauschen
- für Blutentnahmen direkt durch den Katheter nur frisch entnommene, sterile Spritzen benutzen

Material

steril:
- Spritzen
- Kanülen
- Mehrwegehäne
- Infusionssysteme
- Zwischenstücke mit Einstichkappe
- Verbindungssysteme für automatische Spritzen
- Schlauchsysteme zur Venendruckmessung
- Kompressen
- Tupfer
- Handschuhe

unsteril:
- Flasche mit Desinfektionsmittel
- Klemmen überzogen

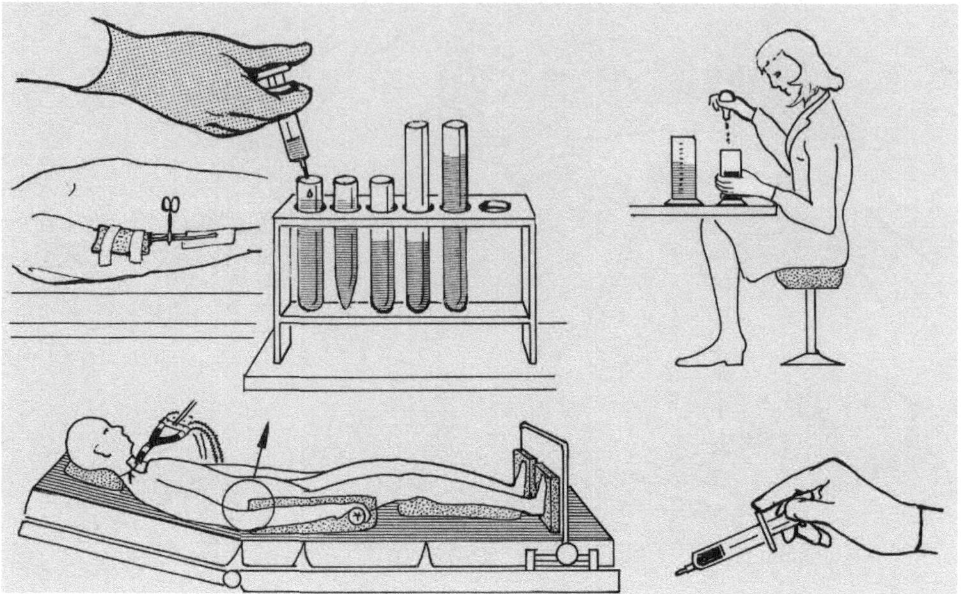

Abb. 54. Vorbereitung der Blutentnahme aus dem Vena cava-Katheter für Laboratoriumsuntersuchungen

Merke: Nur eine umsichtige Vorbereitung der Blutentnahme und die Bereitstellung der erforderlichen Spritzen und Gefäße ermöglicht es, das Blut durch den Cava-Katheter schnell genug abzunehmen. Unnötige Verzögerungen können eine Verlegung des Katheters nach sich ziehen.

Durchführung

- vor jeder Verrichtung, die mit einer Unterbrechung des Durchflusses in dem Gefäßkatheter verbunden ist, das erforderliche Material gebrauchsfertig bereitstellen
- bei jeder Verrichtung, die mit einer Unterbrechung des Durchflusses in dem Gefäßkatheter über eine Dauer von 1 Minute verbunden ist, Gefäßkatheter zuerst mit physiologischer Kochsalz-Heparin-Lösung füllen und mit überzogener Klemme abklemmen
- Gefäßkatheter einmal täglich mit physiologischer Kochsalz-Heparin-Lösung für 2 Minuten auffüllen und mit ruckartigem Kolbenzug evtl. vorhandene Blutgerinnsel entfernen

- Blutentnahme, Wechsel von Schlauchsystemen, Wechsel der Zylinder und Kolben von automatischen Spritzen, direkte Verabreichung von Medikamenten bzw. Zusätzen durch den Gefäßkatheter:

- Hände waschen
- Schlauchsystem und Gefäßkatheter mit überzogenen Klemmen abklemmen
- Verbindungsstelle zwischen Gefäßkatheter und Schlauchsystem mit steriler Kompresse unterlegen
- ggf. das Ende des Schlauchsystems in sterile Kompresse legen und fixieren
- ggf. Zwischenstücke bzw. Mehrwegehahn entfernen und abwerfen
- ggf. Gefäßkatheter mit physiologischer Kochsalz-Heparin-Lösung auffüllen

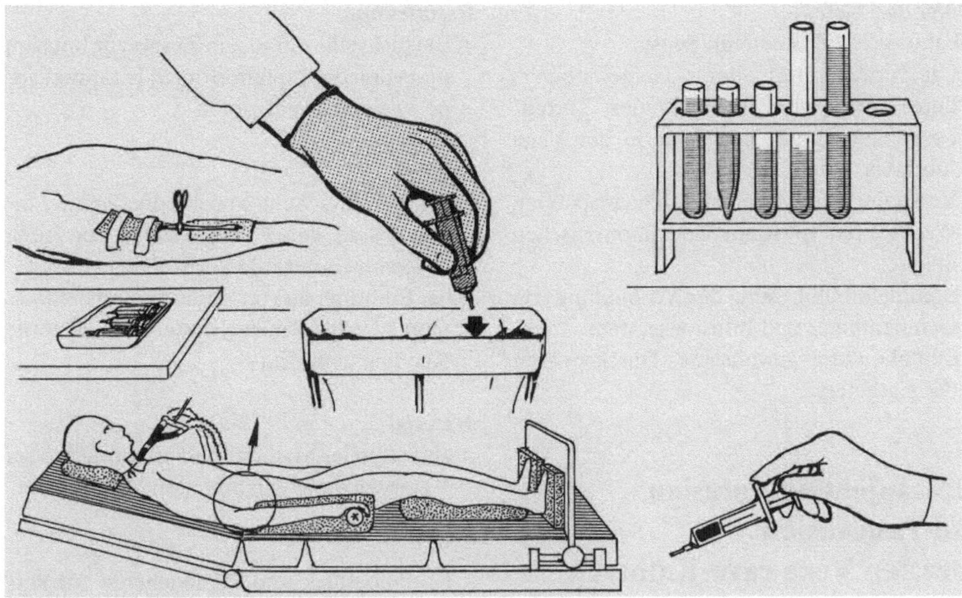

Abb. 55. Technik der Blutentnahme aus dem Vena cava-Katheter

Merke: Die Klemme am Vena cava-Katheter darf erst dann geöffnet werden, wenn der Katheter mit einer Spritze verschlossen ist. Die erste Portion des aus dem Gefäßkatheter entnommenen Blutes ist immer mit Infusionslösung vermischt und für Untersuchungszwecke nicht geeignet. Nach Entnahme von 2 ml Blut wird die erste Spritze abgeworfen. Die Katheterklemme wird bei jedem Spritzenwechsel entsprechend geöffnet, beziehungsweise geschlossen.

- geplante Maßnahme durchführen
- Klemme vom Gefäßkatheter abnehmen
- Verbindungsstelle zwischen Schlauchsystem und Gefäßkatheter mit steriler Kompresse abdecken

Besonderheiten
- bei Blutentnahme durch den Gefäßkatheter die erste Entnahme mit einer 2 ml Spritze vornehmen und die Spritze mit dem Blut verwerfen
- bei jedem Spritzenwechsel Gefäßkatheter mit überzogener Klemme bzw. mittels Mehrwegehahn verschließen
- bei Messung des zentralvenösen Druckes Meßschenkel mit Infusionslösung füllen und erst danach die Verbindung zwischen Gefäßkatheter und Meßschenkel herstellen
- bei Gerinnselbildung im Gefäßkatheter wird mit Hilfe einer 2 ml Spritze durch ruckartigen Kolbenzug der Versuch unternommen, das Gerinnsel aus dem Katheter zu entfernen
- bei zunehmendem Verschluß des Gefäßkatheters durch wandständige Gerinnselbildung wird der Gefäßkatheter mit physiologischer Kochsalz-Heparin-Lösung vorsichtig aufgefüllt und nach 2 Minuten mit ruckartigem Kolbenzug durchgängig gemacht
- durch Blutgerinnsel verschlossene Gefäßkatheter werden entfernt

Fehler und Gefahren
- bakterielle Infektion mit Sepsis
- Lageveränderung des Gefäßkatheters durch Zug mit anschließender Thrombosphlebitis und Thrombose in der Vena subclavia
- Verlegung des Katheters durch verspäteten Wechsel der Infusion oder automatischen Spritze
- Blutung durch Lösung der Verbindung von Gefäßkatheter und Infusionssystem
- Embolie durch gewaltsames Durchspritzen des Katheters

17.4. Injektion, Infusion und Transfusion über den Vena cava-Katheter

Zweck
- Verabreichung von Medikamenten, Infusionen und Transfusionen
- Vermeidung von intrakardialen Injektionen im Rahmen der kardialen Wiederbelebung

Organisation
- bei jeder Einzelinjektion und Infusion durch den Gefäßkatheter ist eine starke kardiale und pulmonale Wirkung zu erwarten
- Infusionen sollen langsam einlaufen
- Medikamente sind verdünnt zu verabreichen
- bei Transfusion von kaltem Blut die unmittelbare Kälteeinwirkung auf das Herz berücksichtigen
- bei Verabreichung von Medikamenten verstärkt auf das Verhalten der elektrischen Herztätigkeit achten
- Unregelmäßigkeiten sofort dem Arzt melden

Hygiene
- insbesondere Einstichkappen und Innenseite des Konus von Mehrwegehähnen vor jeder Verunreinigung schützen
- verschmutzte Mehrwegehähne und Verbindungsstücke mit Einstichkappe sofort gegen sterile auswechseln

Desinfektion
- Einstichstelle vor jedem Zusatz zur Infusion und vor jeder Injektion durch Einspritzkappe zweimal desinfizieren

Sterilität
- bei Verabreichung von Medikamenten direkt durch den Gefäßkatheter nur frisch entnommene, sterile Spritzen verwenden
- bei Einbringung von Zusätzen und Medikamenten in das Schlauchsystem immer sterile Kanülen benutzen

Material
- als spezielles Material sind insbesondere bei Verabreichung von potenten Mitteln erforderlich:

- Notfallbesteck und Medikamente zur kardio-pulmonalen Wiederbelebung
- Kardioskop
- Blutdruckmanschette
- Stethoskop
- EKG-Einfachschreiber

Durchführung
- bei direkter Injektion durch den Gefäßkatheter Medikamente sehr langsam injizieren
- bei Verabreichung von Medikamenten mit abgeklemmtem Infusionssystem auf gleiche Weise verfahren
- bei laufender Infusion Injektion so langsam vornehmen, daß die Tropfenfolge kaum beeinträchtigt wird
- hochpotente Infusionslösungen nach Möglichkeit nur mit Hilfe von automatischen Infusionsgeräten verabreichen
- Infusionslösungen mindestens 2 Stunden vor der Verabreichung bei Zimmertemperatur aufbewahren
- kaltes Blut vor der Transfusion auf 35°C erwärmen
- Drucktransfusion und -infusion über den Vena cava-Katheter vermeiden

Besonderheiten
- kaliumhaltige Medikamente, Injektionen, Infusionen und altes Blut sind besonders gefährlich

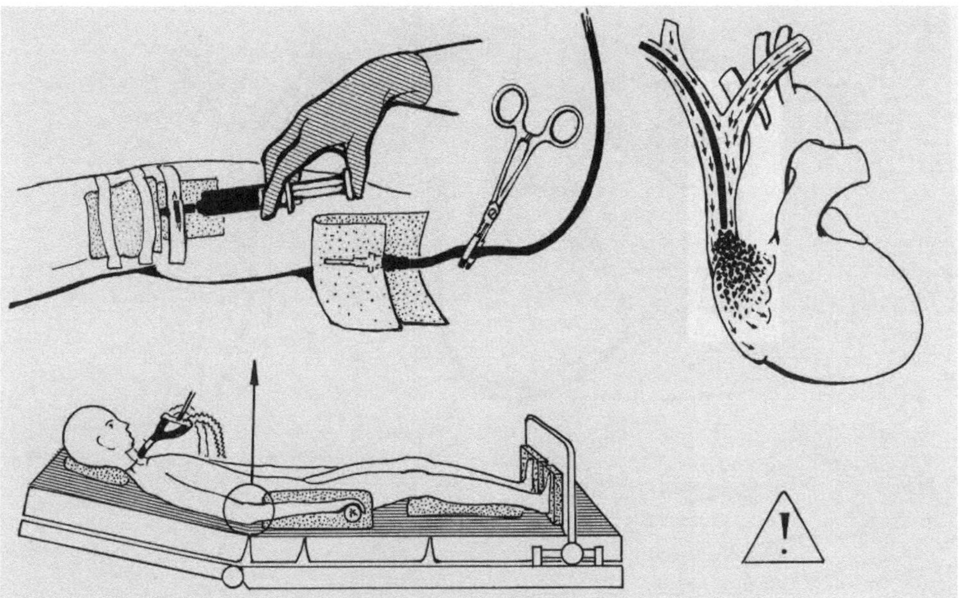

Abb. 56. Verabreichung von Medikamenten durch den Vena cava-Katheter

Merke: Wegen der herznahen Lage der Katheterspritze muß die Verabreichung von Medikamenten mit größter Vorsicht vorgenommen werden. Durch ruckartiges Vorschieben des Spritzenkolbens würde eine größere Menge des Medikamentes in den rechten Vorhof des Herzens gelangen. Arrhythmien, Kammerflimmern oder Herzstillstand können die Folge sein.

- depolarisierende Muskelrelaxantien können insbesonders bei hypoxämischen Patienten einen Herzstillstand verursachen
- bei Verabreichung von herz- und kreislaufwirksamen Medikamenten besonders vorsichtig sein
- im Rahmen der kardio-pulmonalen Wiederbelebung werden auf Anordnung des Arztes Mittel auch schnell verabreicht

Fehler und Gefahren
- Ausfall von Medikamenten in der Infusionslösung
- schnelle Verabreichung von Infusionen, um den Zeitplan einzuhalten
- Arrhythmien, Überleitungsstörungen, Hyposystolen, Kammerflimmern, Herzstillstand
- Blutdruckabfall

17.5. Verbandswechsel beim Vena cava-Katheter

Zweck
- Verbandswechsel bei feuchtgewordenem Verband
- Entfernung von Hautnähten
- Verband nach Entfernung des Gefäßkatheters
- Kontrolle der Wundheilung

Organisation
- der Verband soll erstmals 3 Tage nach dem Eingriff gewechselt werden
- danach erfolgt täglicher Verbandswechsel
- feuchten, abgelösten oder verschmutzten Verband sofort wechseln

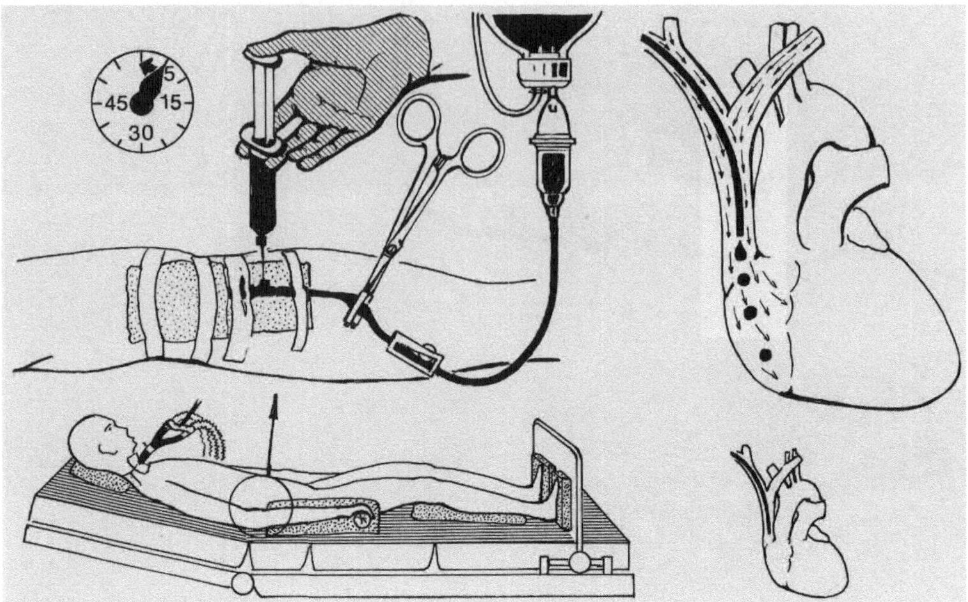

Abb. 57. Injektionsgeschwindigkeit bei Verabreichung von Medikamenten durch den Vena cava-Katheter

Merke: Für jedes Medikament soll die Injektionsgeschwindigkeit schriftlich angegeben werden. Alle Mittel werden grundsätzlich langsam verabreicht. Die Infusion wird nach einer Injektion mit langsamer Geschwindigkeit fortgesetzt, da sich Reste des verabreichten Medikamentes noch im Katheter befinden.

– nach Entfernung des Gefäßkatheters Einführungsstelle noch 7 Tage lang mit sterilem Verband versehen

Hygiene
– zum Verbandswechsel Kopfbedeckung, Mundschutz und Handschuhe anziehen
– alten Verband mit Hilfe einer Pinzette entfernen
– entfernten Verband sofort ordnungsgemäß abwerfen

Sterilität
– steriler Verband wird mit steriler Pinzette aufgelegt

Material
steril:
– Pinzetten
– Kornzange
– Schere
– Tupfer
– Kompressen (eingeschnitten)
– Handschuhe

unsteril:
– Flasche mit Desinfektionsmittel
– Wundspray
– Hautreinigungsmittel (Benzin)
– Heftpflaster, schmal und breit
– Verbandsschere

Durchführung
– Material einschließlich Abwurfbehälter bereitstellen
– falls erforderlich, Patienten für den Verbandswechsel lagern
– Heftpflaster mit Benzin anfeuchten

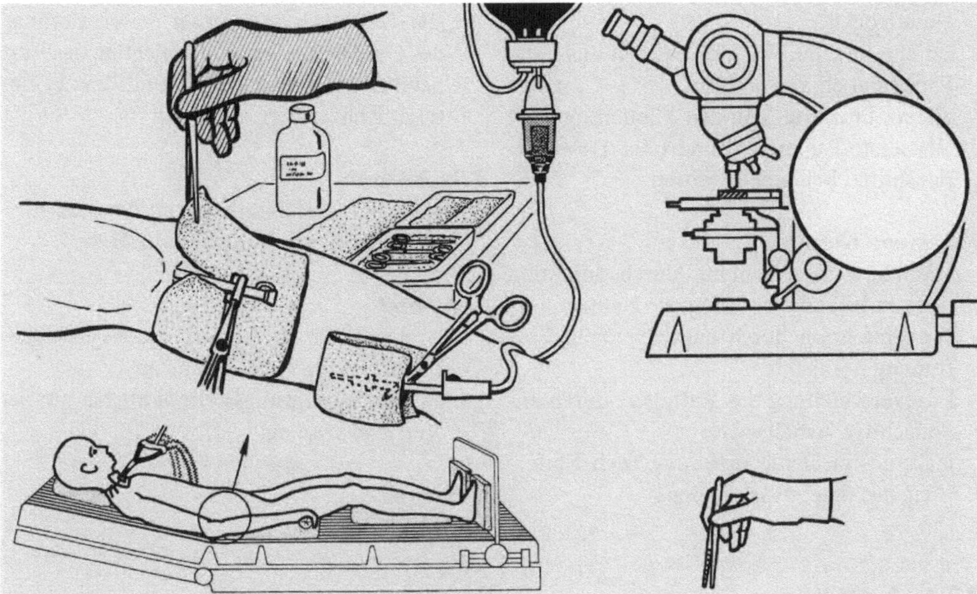

Abb. 58. Verbandswechsel am Vena cava-Katheter

> **Merke:** Der Verband an der Einführungsstelle eines Gefäßkatheters muß in regelmäßigen Abständen gewechselt werden. Feuchte Verbände werden durch trockene ersetzt. Der Verbandswechsel erfolgt immer unter Einhaltung der Sterilität.

- Hände waschen
- sterile Handschuhe anziehen
- alten Verband mit Pinzette entfernen und beides ordnungsgemäß abwerfen
- Haut bis zum Wundrand einschließlich Katheter desinfizieren
- Heftpflasterrückstände von der Haut entfernen
- ggf. nach Rücksprache mit dem Arzt Hautnähte entfernen
- mit Pinzette Faden so anziehen, daß eine kurze Strecke des intrakutanen Teiles zum Vorschein kommt
- Faden unmittelbar an der Haut durchschneiden und entfernen
- Vorgang ggf. wiederholen
- den Faden, der den Katheder fixiert, entfernt man gewöhnlich später als die anderen
- Schere und Pinzette ablegen

- Stichstellen desinfizieren
- Verband mit steriler Pinzette anlegen
- zuerst den Katheter mit einem längeren, schmalen Heftpflaster über dem Verband umfahren und das Heftpflaster an der Haut des Patienten fixieren
- Verband fixieren
- Infusion kontrollieren
- Material ordnungsgemäß wegräumen
- ggf. Patienten richtig lagern

Besonderheiten

- bei Wundinfektion Arzt verständigen
- Heftpflaster nie zirkulär um den ganzen Arm befestigen (Stauung)
- Verband nicht mit Heftpflaster ganz zudecken
- bei feuchten Verbänden nach Verbandsent-

fernung zuerst mit steriler Kompresse die Haut trocknen
- bei entzündeten Wunden werden nicht alle Fäden auf einmal entfernt
- offene, infizierte Wunden können ggf. mit Wasserstoffsuperoxyd und/oder Desinfektionsmittel behandelt werden

Fehler und Gefahren
- sekundäre Wundheilung durch Infektion oder zu frühe Entfernung der Nähte
- Wundinfektion durch unsachgemäße Entfernung der Nähte
- Lageverschiebung des Katheters durch unvorsichtige Arbeitsweise
- nicht ausreichende Fixierung nach Entfernung des fixierenden Fadens

17.6. Entfernung des Vena cava-Katheters

Zweck
- Wechsel des Gefäßkatheters bei Verlegung durch Blutgerinnsel
- Wechsel des Gefäßkatheters bei Thrombophlebitis
- Entfernung des Gefäßkatheters bei Sepsis
- Entfernung des Gefäßkatheters am Ende der Behandlung

Organisation
- bei einem Wechsel des Gefäßkatheters erfolgt zuerst die Entfernung des liegenden Katheters
- für die Einführung des neuen Katheters ist in Abhängigkeit von Einführungsort und Einführungsmethode evtl. eine sterile Assistenz erforderlich
- die Einführung des neuen Gefäßkatheters soll vor der Entfernung des liegenden Katheters vorbereitet werden
- die Einführungsstelle nach der Entfernung des Katheters über eine Woche mit sterilem Verband versehen

Hygiene
- alle entfernten Materialien sollen gleich verworfen werden

- für den sterilen Verband Hände waschen
- alle Gegenstände, die bei der Entfernung des Gefäßkatheters und Anlegung des Verbandes die erforderliche Sterilität beeinträchtigen, vorher entfernen

Desinfektion
- Haut und Gefäßkatheter an der Austrittsstelle und Umgebung desinfizieren

Sterilität
- Arzt zieht für die Entfernung des Gefäßkatheters sterile Handschuhe an
- an der Einführungsstelle wird ein steriler Verband angelegt

Material

steril:
- Pinzette
- Schere
- Kompressen
- Tupfer
- Mullbinde
- Handschuhe
- ggf. steriles Röhrchen für Untersuchungsmaterial
- ggf. steriles Material für Katheterwechsel

unsteril:
- Klemmen
- Hautreinigungsmittel (Benzin)
- Flasche mit Desinfektionsmittel
- Antibiotikaspray oder -puder
- Wundspray
- Verbandsschere
- Heftpflaster

Druchführung
- Hände waschen
- Material vorbereiten
- unsterile Gegenstände entfernen
- Arzt benachrichtigen
- Katheter abklemmen
- ggf. Schlauchsystem abklemmen und entfernen
- Heftpflaster mit Benzin anfeuchten
- Heftpflaster vorsichtig lösen
- Pflasterreste von der Haut entfernen
- Arzt sterile Handschuhe geben bzw. ihm beim Anziehen der Handschuhe helfen

- Zurückziehen des Katheters
- Haut zweimal desinfizieren
- ggf. Entfernung von Hautnähten
- dem Arzt einen sterilen Tupfer geben
- langsame Entfernung des Gefäßkatheters und Komprimierung der Einführungsstelle mit dem Tupfer
- Austrittsstelle desinfizieren
- Antibiotikaspray bzw. -puder auf Aufforderung auf die Wundstelle geben
- dem Arzt sterile Pinzette und anschließend sterile Kompresse geben
- zirkulärer Verband an der Ellenbeuge bzw. Fixierung mit Heftpflaster an anderen Einführungsstellen
- Material ordnungsgemäß wegräumen

Besonderheiten
- bei Sepsis wird der Gefäßkatheter entfernt, ein Stück an der Spitze steril abgeschnitten und zur bakteriologischen Untersuchung eingeschickt
- an der Einführungsstelle wird ein Abstrich vorgenommen und dieser ebenfalls bakteriologisch untersucht
- bei Entfernung des Gefäßkatheters aus der Ellenbeuge kann ein Blutaustritt aus dem Katheterkanal durch Anheben des Armes vermieden werden

Fehler und Gefahren
- Abriß des Gefäßkatheters
- Lungenembolie durch Loslösung von wandständigen Thromben

18. Katheter in herznahen Venen und peripheren Gefäßen

Die Einführung eines Gefäßkatheters in die herznahen Venen — mit Ausnahme des Vena cava-Katheters — erfolgt in der Regel im Rahmen der Notfallversorgung.

Der Gefäßkatheter wird mit Hilfe einer Punktionstechnik in die Vena anonyma (rechte Seite) oder in die Vena subclavia (rechts oder links) eingeführt. Diese Gefäße können auch dann punktiert werden, wenn die peripheren Venen — z. B. bei einem Volumenmangelschock — kollabiert sind.

Die in der Vena subclavia oder Vena anonyma liegenden Katheter eignen sich nicht für eine Dauertherapie.

Die Einführung von Kathetern in periphere Gefäße mit Hilfe der Freilegung eines Gefäßes erfolgt in der Regel entweder im Rahmen der Notfalltherapie — z. B. Freilegung der Vena saphena magna in der Nähe des Fußknöchels — oder bei speziellen diagnostischen und therapeutischen Indikationen — z. B. Hämodialyse, blutiger Druckmessung usw.

18.1. Einführung eines Gefäßkatheters in herznahe Venen über eine Punktionskanüle

Zweck
- Herstellung eines venösen Zuganges im Rahmen der Notfalltherapie bei kollabierten peripheren Venen

Organisation
- dieser Eingriff wird selten praktiziert, kann jedoch jederzeit erforderlich werden
- eingeführt wird der Gefäßkatheter durch Punktion in die Vena subclavia (obere oder untere Punktion) oder auf der rechten Seite in die Vena anonyma
- die Punktion muß schnell durchführbar sein
- das erforderliche Instrumentarium einschließlich des speziellen Punktionsbesteckes soll in transportfähigem Zustand bereitstehen
- Thorax-Röntgenaufnahme ist ggf. erforderlich
- die Herstellung eines anderen Zuganges zum Venensystem wird sobald als möglich eingeleitet
- der in das herznahe Gefäß eingeführte Katheter wird meistens nur für die Dauer der Notfallbehandlung belassen

Hygiene
- für den Notfall zieht man am besten schnell sterile Handschuhe an, anstatt die Hände zu waschen
- das Punktionsgebiet soll, falls erforderlich und die Zeit es erlaubt, gereinigt und rasiert werden

Desinfektion
- zweimalige Desinfektion des Punktionsgebietes in einem Bereich mit ca. 10 cm Radius von der beabsichtigten Punktionsstelle aus
- bei der unteren Punktion der Vena subclavia liegt die Punktionsstelle etwa 1 cm unterhalb der Mitte des Schlüsselbeines
- bei der oberen Punktion der Vena subclavia liegt die Punktionsstelle am Ansatz des klavikularen Anteils des Kopfnickers
- bei der Punktion der Vena anonyma liegt die Punktionsstelle etwa 2 cm medial vom klavikularen Anteil des Kopfnickers

Sterilität
- auch im Notfall sollen grundsätzlich die Regeln der Sterilität eingehalten werden

Material

steril:

- 2 Spritzen (à 2 ml)
- 2 Spritzen (à 10 ml)
- Kanülen für Lokalanaesthesie
- Einmalpunktionskanüle mit Gefäßkatheter (Länge mindestens 14 cm)
- Spritzentablett
- Tupfer
- eingeschnittene Kompressen
- Schere
- Tuchklemme
- Pinzette
- Nadelhalter
- Nahtmaterial (Seide)
- Handschuhe (mindestens 2 Paar)
- Tücher
- Lochtuch

unsteril:

- Ampullen mit Lokalanaesthetikum
- Ampulle mit physiologischer Kochsalzlösung
- Flasche mit Desinfektionsmittel
- Wundspray
- Zellstoff
- Schere
- Heftpflaster
- Lagerungskissen
- Röntgengerät
- Röntgenschutz für Personal und Patienten
- Abwurfbehälter

Durchführung

- Punktionsstelle erfragen
- Material sowie Instrumentarium einschließlich der erforderlichen Infusion oder Transfusion gebrauchsfertig bereitstellen
- Röntgenassistenz benachrichtigen
- Schulter des Patienten mit Lagerungskissen und Zellstoff unterlegen
- Patienten in Kopftieflage bringen
- Hände waschen oder ggf. Handschuhe anziehen
- Punktionsbereich desinfizieren
- ggf. Lokalanaesthesie und Abdeckung der Punktionsstelle mit Lochtuch
- dem Arzt das Punktionsbesteck mit aufgesetzter 10 ml Spritze, gefüllt mit 3 ml physiologischer Kochsalzlösung, geben
- Kopf des Patienten zur entgegengesetzten Seite drehen und die Schulter auf der Punktionsseite fixieren
- Arzt führt, unter Aspiration mit der aufgesetzten Spritze, die Gefäßpunktion und Einführung des Gefäßkatheters durch
- ggf. Instrumente zur Hautnaht anreichen
- während der Fixierung des Katheters mit der Hautnaht Katheter mit Spritze fixiert halten
- Punktionsstelle desinfizieren
- sterilen Verband anlegen und den Katheter mit Heftpflaster fixieren
- das Ende der Infusions- bzw. Transfusionsleitung dem Arzt in die Hand geben
- der Austausch der Spritze gegen die Infusionsleitung erfolgt schnell
- Infusionsleitung sorgfältig fixieren
- Material ordnungsgemäß wegräumen
- Patienten in die erforderliche Lage bringen
- ggf. Thorax-Röntgenaufnahme durchführen lassen und dabei assistieren

Besonderheiten

- der Arzt kann sich auch im Notfall dazu entschließen, einen Katheter durch eine Kanüle in die Vena cava superior einzuführen
- insbesondere bei Säuglingen wird ein Katheter über eine Punktionskanüle auch in die Vena jugularis externa eingeführt

Fehler und Gefahren

- Punktion der Arteria subclavia mit Hämatombildung
- Luftembolie
- Pneumothorax, Hämatothorax, Infusionsthorax
- Ausrutschen des Katheters aus dem Gefäß
- Nervenschädigung

18.2. Einführung von Gefäßkathetern in periphere Venen über eine Punktionskanüle

Zweck

- sicherer Gefäßzugang
- einfache Technik

Organisation

- die Einführung von Gefäßkathetern ist heute eine sehr verbreitete Maßnahme, die im Rahmen der Behandlung sowohl innerhalb als auch außerhalb des Krankenhauses vorgenommen wird
- in der Regel ist keine Assistenz und keine Röntgenkontrolle erforderlich
- in Abhängigkeit vom Einführungsort sind spezielle Gesichtspunkte für die Durchführung zu beachten

Hygiene

- für die Durchführung sterile Handschuhe anziehen
- diese Entscheidung ist von Fall zu Fall zu treffen
- ausreichende Sauberkeit der zu punktierenden Extremität vor der Durchführung
- die Reinigung darf die Hautoberfläche nicht erweichen
- in entzündeten und ödematösen Gebieten soll die Punktion und die Einführung des Katheters nicht erfolgen
- bei starker Behaarung das Punktionsgebiet (etwa 5 cm Durchmesser) rasieren
- nach Einführung des Gefäßkatheters das freie Ende immer steril unterlegen

Desinfektion

- Ort und Größe der zu desinfizierenden Hautfläche ist von Einführungsstelle und Einführungsart abhängig
- Punktionsstelle mit umgebender Hautfläche ausreichend (etwa 5 cm Radius) zweimal desinfizieren
- Punktionsstelle ggf. nach Lokalanaesthesie und in jedem Falle nach Einführung des Katheters desinfizieren

Sterilität

- Punktionskanüle mit Gefäßkatheter erst unmittelbar vor der Einführung der sterilen Hülle entnehmen
- bei mißlungener Punktion muß die Wiederholung mit einem neuen sterilen Besteck erfolgen
- vor Fixierung des Katheters ist über die Punktionsstelle ein steriler Verband (mit Einschnitt für den Katheter) anzulegen

Material

steril:
- 2 Spritzen (à 2 ml)
- Kanülen für Lokalanaesthesie
- Einmalpunktionskanüle mit Gefäßkatheter
- Spritzentablett
- Tupfer
- eingeschnittene Kompressen
- Schere
- Pinzette

unsteril:
- Ampulle mit Lokalanaesthetikum
- Ampulle mit physiologischer Kochsalzlösung
- Flasche mit Desinfektionsmittel
- Wundspray
- Zellstoff
- Schere
- Heftpflaster
- Lagerungskissen oder Schiene
- Blutdruckmanschette
- Abwurfbehälter

Durchführung

- Hände waschen
- ggf. Handschuhe anziehen
- in eine Spritze physiologische Kochsalzlösung aufziehen und diese auf ein steril ausgelegtes Tablett ablegen
- in die zweite Spritze Lokalanaesthetikum aufziehen und mit Kanüle versehen auf ein steril ausgelegtes Tablett legen
- Bett durch Zellstoffauflage vor Blutverschmutzung schützen
- den Arm bzw. den Fuß vorschriftsmäßig lagern
- oberhalb der Punktionsstelle Blutdruckmanschette anlegen
- Punktionsstelle desinfizieren
- mit Lokalanaesthetikum intrakutane Hautquaddel an der Punktionsstelle setzen
- Punktionsstelle desinfizieren
- Blutdruckmanschette bis kurz unter den systolischen Blutdruck aufblasen
- Einführung des Katheters wie folgt durchführen:

- mit einer Hand Punktionskanüle so fassen, daß der Katheter gut fixiert ist

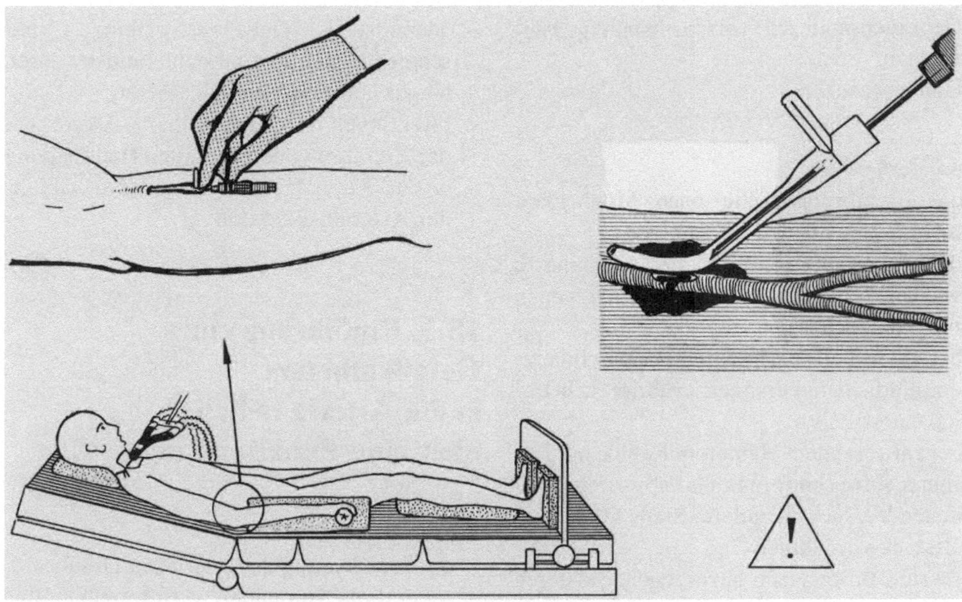

Abb. 59. Einführung eines Gefäßkatheters in periphere Venen

Merke: Zur Absicherung der Infusionstherapie über ein bis drei Tage sollen Plastikkatheter in periphere Venen gelegt werden. Es ist wichtig, daß der Plastikkatheter mit der Metallkanüle weit genug in die Vene eingeführt und erst dann über die Kanüle vorgeschoben wird. Wird die Vene zu kurz angestochen und die Metallkanüle zu früh zurückgezogen, so befindet sich der Plastikkatheter noch außerhalb der Vene und wird beim Vorschieben die Venenwand aufreißen.

- mit der anderen Hand die Haut so spannen, daß die Vene fixiert, aber nicht plattgedrückt wird
- Kanüle in das Gefäß einführen
- liegt die Kanüle einwandfrei in dem Gefäß, dann fließt Blut in die durchsichtige Kunststoffkappe
- Metallkanüle gut fixiert halten
- Kunststoffkatheter über die Kanüle in das Gefäß weit genug vorschieben
- Venenstauung aufheben
- Metallkanüle noch nicht entfernen, höchstens etwas zurückziehen
- Ende des Kunststoffkatheters mit sterilem Tupfer unterlegen
- Punktionsstelle desinfizieren
- Punktionsstelle mit Wundspray abdecken

- Verband vorschriftsmäßig mit eingeschnittener Kompresse anlegen
- Kunststoffkatheter mit Heftpflaster fixieren
- mit drittem und viertem Finger am Ende des Kunststoffkatheters Gefäß abdrücken (bei jeder Öffnung des Katheters)
- Metallkanüle herausziehen und abwerfen (Vorsicht, Verletzungsgefahr für Personal vermeiden)
- Katheter mit physiologischer Kochsalzlösung durchspritzen
- entweder Katheter sicher mit Mandrin verschließen oder Infusion anschließen
- bei Anschluß eines Infusionssystems dieses zusätzlich gut fixieren

- Gebrauchsmaterial vorschriftsmäßig wegräumen
- Hände waschen

Besonderheiten

- die Einführung sollte nach Möglichkeit nicht in der Ellenbeuge erfolgen
- die Venen im Fußbereich sind nur dann zu wählen, wenn die Punktion der Armvenen nicht möglich ist
- bei guter Technik und nicht sehr schmerzempfindlichen Personen erübrigt sich Lokalanaesthesie
- bei auftretendem Hämatom Kanüle mit Katheter sofort entfernen und abwerfen
- neuen Versuch an anderer Stelle mit neuem Besteck vornehmen
- Es sind Bestecke zu bevorzugen, die durch stufenlosen Übergang von der Metallkanüle zu dem Kunststoffkatheter eine atraumatische Einführung ermöglichen
- die Einführung von Gefäßkathetern in periphere Venen kann auch durch eine Kanüle erfolgen
- die Einführung eines Katheters in die Vena femoralis sowohl über als auch durch eine Punktionskanüle wird für die Belange der Infusionstherapie wegen der Thrombose- und Emboliehäufigkeit nicht vorgenommen
- die Einführung eines Gefäßkatheters bei Neugeborenen in die Nabelvene oder Nabelarterie erfolgt ohne eine Punktionskanüle

Fehler und Gefahren

- Hämatom infolge Verletzung der Gefäßhinterwand durch die Metallkanüle
- paravenöse Katheterlage, wenn die Metallkanüle zurückgezogen wird, bevor der Kunststoffkatheter weit genug in das Gefäß vorgeschoben ist
- Durchstechen oder evtl. Abschneiden des Katheters mit Katheterembolie durch Zurückziehen des Kunststoffkatheters bei fixierter Metallkanüle
- Thrombenbildung im Katheter, wenn der Verschluß ohne Mandrin erfolgt
- Embolie bei Durchspritzen thrombosierter Katheter

- ödematöse Gewebeschwellung und schmerzhafte Thrombophlebitiden durch länger liegende Verweilkatheter
- Infektionen durch mangelhafte Asepsis bei der Einführung und gesamten Handhabung
- in der Kubitalgegend die erhöhte Gefahr der Arterien-Punktion

18.3. Einführung eines Gefäßkatheters in die Arteria radialis über eine Punktionskanüle

Zweck

- direkte Messung des arteriellen Druckes
- wiederholte Entnahme von arteriellem Blut z. B. für Blutgasanalysen

Organisation

- der Eingriff wird überwiegend im Patientenzimmer vorgenommen
- in der Regel ist die Durchführung ohne Assistenz möglich
- vor der Punktion wird immer die Prüfung der Durchblutung der Hand unter Kompression der Arteria radialis vorgenommen
- zeigt sich bei der Kompression eine weiße Hautverfärbung im Bereich des Daumens bis Mittelfingers, so erfolgt die Einführung eines Gefäßkatheters nicht in die Arteria radialis an dieser Hand
- die Punktionsstelle liegt etwa 1–2 cm oberhalb der proximalen Handwurzelgelenkspalte
- Röntgen-Kontrollaufnahme ist nicht erforderlich

Hygiene

- die Punktion und die Einführung des Katheters sollen mit sterilen Handschuhen vorgenommen werden
- zumindest muß eine Desinfektion der tastenden Finger erfolgen

Desinfektion

- die Haut von der Mitte des Unterarmes bis zur Mitte des Handtellers einschließlich die des Daumens zweimal rundum desinfizieren

Sterilität

- bei der Durchführung der Punktion ohne sterile Handschuhe dürfen die tastenden Finger nicht mit dem Gefäßkatheter berührt werden
- für die Einführung wird der Unterarm mit einem sterilen Tuch unterlegt und mit einem sterilen Lochtuch abgedeckt

Material

steril:
- 2 Spritzen (à 2 ml)
- Stilett
- Kanülen Nr. 16–18
- Einmalpunktionskanüle mit Gefäßkatheter
- Tablett
- Tupfer
- eingeschnittene Kompressen
- Schere
- Pinzette
- Klemme
- Handschuhe
- Tuch

unsteril:
- Ampullen mit Lokalanaesthetikum
- Ampulle mit physiologischer Kochsalzlösung
- Ampulle mit Heparin
- Flasche mit Desinfektionsmittel
- Wundspray
- Zellstoff
- Armlagerungskissen
- feste Rolle für das Handgelenk
- Schere
- Abwurfbehälter

Durchführung
- Hände waschen
- zu punktierende Arterie kurz abdrücken und Durchblutung der Hand beobachten
- in eine Spritze 1 ml physiologische Kochsalzlösung aufziehen
- Schutzhülle des Punktionsbesteckes aufreißen und Kanüle auf die Spritze aufsetzen
- Spritze mit Kanüle auf steril ausgelegtes Tablett auflegen

- in die zweite Spritze Lokalanaesthetikum aufziehen und eine Kanüle aufsetzen
- Spritze mit Kanüle auf sterilem Tablett bereitlegen
- Hülle des Stiletts aufreißen und auf steriles Tablett fallen lassen
- Bett durch Zellstoffauflage vor Blutverschmutzung schützen, Arm abduzieren (etwa 30°) und nach außen rotiert lagern
- Handgelenk, durch feste Rolle unterstützt, rekliniert lagern
- Unterarm des Patienten hochheben und Hautdesinfektion vornehmen
- Unterarm auf steriles Tuch ablegen
- mit Lokalanaesthetikum intra- und subkutane Quaddel an der Punktionsstelle setzen
- Punktionsstelle nochmals sorgfältig desinfizieren
- sterile Handschuhe anziehen oder Zeige- und Mittelfinger desinfizieren
- mit gespreiztem Zeige- und Mittelfinger Arterie so tasten, daß dazwischen genügend Platz für die Punktion bleibt
- falls erforderlich mit sterilem Stilett obere Hautschicht kurz einritzen
- mit einer Hand Punktionskanüle zwischen den beiden gespreizten Fingerkuppen in die Arterie einführen
- Lage der Kanüle durch Blutaspiration mittels Spritze kontrollieren
- Katheter in dem Gefäß vorschieben
- Punktionsstelle desinfizieren
- sterilen Verband anlegen und Kanüle fixieren
- nochmals kurz Blut aspirieren und den Katheter sicher mit Mandrin verschließen
- Material ordnungsgemäß wegräumen
- Hände waschen

Besonderheiten

- vor jeder Spülung muß unbedingt durch Aspiration geprüft werden, ob sich im Katheter keine Blutgerinnsel gebildet haben
- das Offenhalten kann auch durch Anschluß an ein automatisches Perfusionssystem erfolgen
- zur Messung des arteriellen Druckes wird der Gefäßkatheter mit einem Druckwandler verbunden

Fehler und Gefahren
- Verstopfung des Katheters infolge ungenügender Durchspülung
- Infektion durch mangelnde Asepsis
- arteriovenöse Fisteln, Thrombosen bzw. periphere Embolien

18.4. Einführung von Gefäßkathetern in periphere Venen und Arterien durch Freilegung der Gefäße zur Herstellung eines arterio-venösen Shunts

Zweck
- Durchführung der Hämodialyse

Organisation
- für die Durchführung ist eine Assistenz erforderlich
- der Shunt wird in der Regel am linken Unterarm angelegt
- die Vorbereitung und Assistenz bei der Shuntlegung erfolgt in der Regel durch die verantwortliche Pflegekraft

Hygiene
- Behaarung des Unterarmes abrasieren
- Haut auf der volaren Seite des Unterarmes entfetten

Desinfektion
- die Haut des gesamten Unterarmes einschließlich der Hand zweimal desinfizieren

Sterilität
- bei der Einführung des Gefäßkatheters im Patientenzimmer ist der Patient so zu lagern, daß der Arm genügend abduziert, nach außen rotiert fixiert werden kann

Material

steril:
- Besteck für die Gefäßfreilegung
zusätzlich:

- Teflonröhrchen verschiedenen Durchmessers mit konischen Verbindungsenden
- Silikonschläuche
- 2 Verschlußstöpsel
- U-förmige Teflon-Shuntverbindung
- feine Kornzange
- Spritzen
- Kanülen

unsteril:
- Ampullen mit Lokalanaesthetikum
- Ampulle mit physiologischer Kochsalzlösung
- Ampulle mit Heparin
- Flasche mit Desinfektionsmittel
- Wundspray
- Heftpflaster
- Schere
- Zellstoff
- Punktleuchte
- ggf. Rasiermaterial

Durchführung
- ordnungsgemäße Vorbereitung der Gefäßfreilegung
- die sachgerechte Assistenz setzt grundsätzlich die gleichen Kenntnisse, die bei der Freilegung der Vena cubitalis erforderlich sind, voraus
- es sind folgende spezifische Gesichtspunkte zu beachten:

- es wird in der Regel zuerst die Arterie freigelegt
- Hautschnitt und Freipräparierung des Gefäßes
- Kornzange dem Arzt geben
- Skalpell reichen
- nach Durchstoßen der Haut Silikonschlauch in die gespreizte Kornzange stecken
- Teflonröhrchen dem Arzt anreichen
- Einbindung des Teflonröhrchens in den Silikonschlauch mit Seide
- mit physiologischer Kochsalz-Heparin-Lösung (200–500 E Heparin) den Silikon-Teflon-Katheter langsam auffüllen und mit überzogener Klemme abklemmen
- Einführung und Einbindung des Teflonröhrchens in die Arterie
- Verschlußstöpsel dem Arzt geben
- Freilegung der Vene, Einführung und Ver-

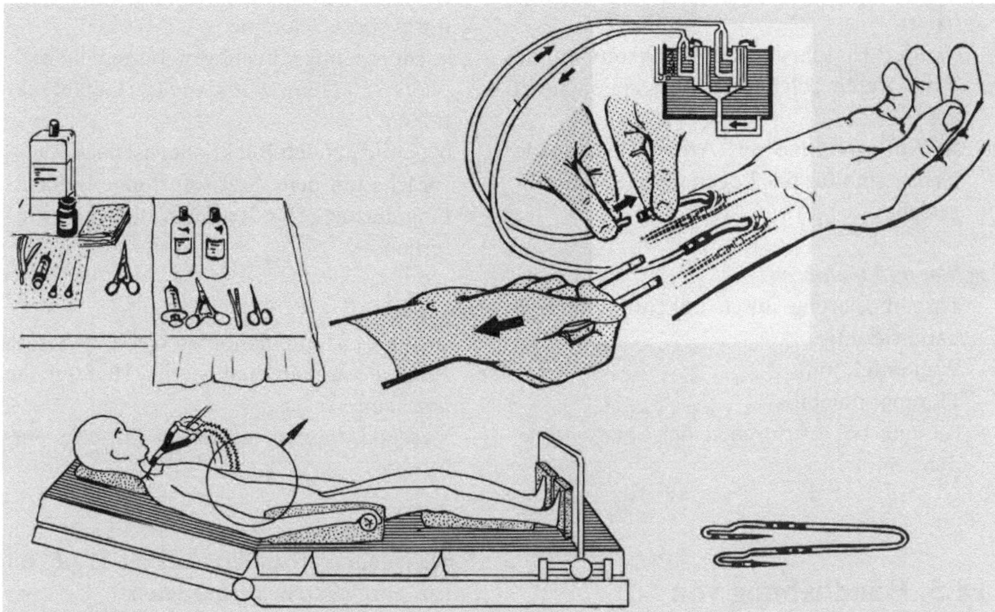

Abb. 60. Einführung von Gefäßkathetern in periphere Arterien und in periphere Venen durch Freilegung der Gefäße

Merke: Für die Hämodialyse und für die blutige Druckmessung werden bei Patienten in der Intensivtherapie Gefäßkatheter in periphere Venen und Arterien eingeführt. Diese Methoden verlangen eine spezielle Zusammenstellung des Instrumentariums, eine spezielle Auswahl der Katheter sowie die Bereitstellung von zusätzlichen Geräten und Medikamenten.

sorgung des Silikon-Teflon-Katheters in der gleichen Weise wie bei der Kanülierung der Arterie

- Fixierung der Silikonschläuche mit Hilfe von Hautnähten
- Shunt-Verbindung mit physiologischer Kochsalzlösung füllen und das venöse Ende verschließen
- Abklemmung der Teflon-Silikon-Katheter
- Anschluß der Teflon-Shunt-Verbindung an die Gefäßkatheter
- zuerst wird die Vene angeschlossen
- Überprüfung der Shuntdurchgängigkeit durch Beobachten der venenwärts verschwindenden kleinen Luftblasen

- Wundversorgung einschließlich der Kathetereinführungsstellen
- Fixierung und ordnungsgemäße Abdeckung der Shunt-Verbindung
- Material ordnungsgemäß wegräumen
- Patienten in Ausgangslage bringen

Besonderheiten

- die Shuntanlegung erfolgt vielfach auf der Station
- manchmal ist es schwierig, das Teflonröhrchen ohne Hochschiebung der Intima in die Arterie einzuführen
- in diesem Falle wird das Gefäß einschließlich der Intima für die Einführung an zwei

Stellen mit feinen anatomischen Klemmen fixiert

- bei der Einführung des Katheters in die Vene treten solche Schwierigkeiten nicht auf
- an Auflagestellen des Armes verlaufende Venen sind für das Legen eines Shunts ungeeignet

Fehler und Gefahren

- Thrombosierung durch ungenügende Heparinisierung
- Wundinfektion
- Thrombophlebitis
- Blutung bei Abrutschen der Shuntverbindung

18.5. Handhabung von Gefäßkathetern in peripheren Gefäßen

Zweck

- Vermeidung von Infektionen
- Behandlung von Thrombosen und Thrombophlebitiden
- Durchführung der Hämodialyse
- Entfernung des Gefäßkatheters wegen ödematöser Schwellung der Umgebung des Gefäßes
- Entfernung des Gefäßkatheters wegen paravenöser Infusion
- Entfernung des Gefäßkatheters bei Auftreten von Reizerscheinungen zur Vermeidung einer ausgedehnten Thrombose und Thrombophlebitis
- Entfernung des Gefäßkatheters zur Vermeidung von Thrombosen bei Infusion hochprozentiger Lösungen
- Entfernung des Gefäßkatheters bei Wegfall der Indikation

Organisation

- auch bei Gefäßkathetern in peripheren Gefäßen besteht immer die Gefahr einer bakteriellen Infektion
- Gefäßkatheter in peripheren Venen eignen

sich in der Regel nur für eine kurzfristige intravenöse Therapie

- hochprozentige Lösungen führen in peripheren Gefäßen sehr schnell zu Gefäßreaktionen
- bei auftretenden Reaktionen ist nach Rücksprache mit dem Arzt sofort eine Behandlung einzuleiten oder der Katheter zu entfernen

Hygiene

- vor jeder Manipulation an Gefäßkathetern Hände waschen und sterile Handschuhe anziehen
- Verband immer mit einer Pinzette entfernen

Desinfektion

- bei jedem Verbandswechsel die Haut und Einführungsstelle desinfizieren
- verunreinigte Katheter sollen desinfiziert bzw. nach Rücksprache mit dem Arzt entfernt werden

Sterilität

- auch an peripheren Gefäßkathetern ist die Einhaltung steriler Kautelen bei dem Verbandswechsel erforderlich
- bei der Handhabung von Injektionen, Infusionen und Transfusionen sind die gleichen Regeln wie bei zentralen Gefäßkathetern einzuhalten
- die Handhabung des arterio-venösen Shunts bei der Einleitung und Beendigung der Hämodialyse muß unter Wahrung der Sterilität erfolgen

Material

steril:
- Pinzetten
- Kornzange
- Schere
- Tupfer
- Kompressen (eingeschnitten)
- Handschuhe

unsteril:
- Flasche mit Desinfektionsmittel
- Wundspray

- Hautreinigungsmittel (Benzin)
- Flasche mit Alkohol (70%)
- heparinhaltige Salbe
- Heftpflaster, schmal und breit
- Verbandsschere

Durchführung
- Verbandswechsel, Entfernung von Nähten und die Versorgung der Einführungsstelle erfolgt ebenso wie bei dem Gefäßkatheter in der Vena cava superior
- bei Gefäßreaktionen oder ödematösen Schwellungen ist der Arzt zu benachrichtigen
- bei ödematösen Schwellungen die betroffene Extremität leicht erhöht lagern
- Behandlung von Thrombosen und Thrombophlebitiden:

- ggf. Extremität hochlagern
- die gesamte Hautfläche des betroffenen Bereiches − unter Aussparung des mit dem sterilen Verband bedeckten Gebietes − mit heparinhaltiger Salbe abdecken
- mit Alkohol befeuchtete Kompressen über den salbenbedeckten Bereich auflegen
- die Alkoholkompressen ständig feucht halten

- bei stärkerer Austrockung der Haut die Alkoholanfeuchtung nur zweistündlich für die Dauer von 1 Stunde vornehmen
- bei Rückgang der entzündlichen Reaktion nach Rücksprache mit dem Arzt die Behandlung beenden

Besonderheiten
- wird das freie Ende des Katheters aus irgend einem Grunde abgeschnitten, so ist die Länge des abgeschnittenen Stückes in den Krankenunterlagen zu vermerken

Fehler und Gefahren
- bakterielle Infektion mit Sepsis
- starke und ausgedehnte Thrombophlebitis bei zu später Entfernung des Gefäßkatheters
- ausgedehnte Thrombosen an Extremitäten bei wiederholter Einführung peripherer Gefäßkatheter in kurzen Zeitabständen
- Nekrose des Unterhautgewebes bei paravenöser Infusion besonders bei hochprozentigen Lösungen
- Blutung bei versehentlichem Aufgehen der Katheteröffnung
- Katheterembolie

19. Sachverzeichnis

Schriftenreihe „Fachschwester – Fachpfleger"
Anaesthesie und Intensivmedizin

Die Schriftenreihe beginnt mit Einzelbänden, die in ihrer Gesamtheit den Lehrstoff für die Weiterbildung zur Fachschwester und zum Fachpfleger umfassen. Der Inhalt dieser Bände ist festgelegt durch die verbindlichen, von der Deutschen Gesellschaft für Anaesthesie und Wiederbelebung genehmigten Lehrpläne und Stoffkataloge, die sowohl den theoretischen Unterricht als auch die praktische Unterweisung betreffen. Später erscheinen in der Schriftenreihe auch Bände, die der Fortbildung der Pflegekräfte dienen.

Weitere Bände:

Weiterbildung 1
Richtlinien. Lehrplan. Organisation
Von F. W. Ahnefeld, W. Dick, M. Halmágyi, Th. Valerius
XIII, 204 Seiten. 1975
DM 24,–; US $ 9.90
ISBN 3-540-07115-6

Weiterbildung 2
Praktische Unterweisung
Intensivbehandlungsstation – Intensivpflege
Von M. Halmágyi, Th. Valerius
67 Abbildungen. VIII, 120 Seiten. 1975
DM 24,–; US $ 9.90
ISBN 3-540-07213-6

Weiterbildung 4
Praktische Unterweisung
Intensivpflege: Beatmungsgeräte, Beatmung
Von M. Halmágyi, Th. Valerius

Weiterbildung 5
Praktische Unterweisung
Intensivpflege: Überwachung, Inhalationstherapie
Von M. Halmágyi, Th. Valerius

Preisänderungen vorbehalten

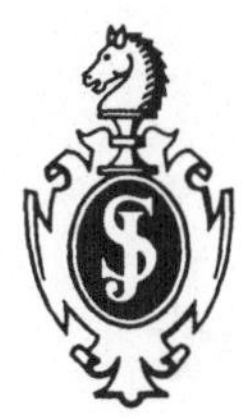

Springer-Verlag
Berlin Heidelberg New York

G. Wolff
Die künstliche Beatmung auf Intensivstationen
Unter Mitarbeit von E. Grädel u. D. Gasser
67 Abbildungen. XV, 190 Seiten. 1975 (Ein Kliniktaschenbuch)
DM 19,80; US $ 8.20   ISBN 3-540-07085-0

A. Wåhlin, L. Westermark, A. van der Vliet
Intensivpflege – Intensivtherapie
Deutsche Ausgabe übersetzt von H. Goerke
Bearbeiter und Herausgeber: G. A. Neuhaus
69 Abbildungen. XV, 223 Seiten. 1972
DM 48,–; US $ 19.70   ISBN 3-540-05738-2
Einführung in die Praxis der Intensivpflege für Funktionsschwestern, Ärzte und Studenten.
Darstellung eines in Skandinavien bewährten Modells.

Lehrbuch der Anaesthesiologie, Reanimation und Intensivtherapie
Herausgeber: R. Frey, W. Hügin, O. Mayrhofer. Unter Mitarbeit von H. Benzer. 3. korrigierte
und erweiterte Auflage
409 Abbildungen. 1 Falttafel. XLV, 1072 Seiten. 1972
Gebunden DM 168,–; US $ 68.90
ISBN 3-540-05868-0

H. Fass
Lehrbuch der Chirurgie
für Unterricht und Praxis in der Krankenpflege. Unter Mitarbeit von
C. Simon-Oppermann
2. neubearbeitete Auflage. 127 Abbildungen. XVIII, 441 Seiten. 1974
Gebunden DM 38,–; US $ 15.60. Mengenpreis ab 10 Expl. DM 34,20
ISBN 3-540-79600-2
Übersichtliche und leicht verständliche Darstellung des Wesentlichen aus dem Gebiet der
modernen Chirurgie. Der Unfallheilkunde wurde entsprechend ihrer Bedeutung ein eigenes
Kapitel eingeräumt. Über 100 Abbildungen und ein Fachwörterverzeichnis ergänzen den Text.
Für Schwesternschülerinnen ein Lehr- und Fortbildungsbuch, für unterrichtende Ärzte und
Schwestern ein wertvoller Leitfaden.

Der operierte Kranke
Die Nachsorge in der Praxis
Herausgeber: H. E. Grewe, B. Sachsse. Mit einem Geleitwort von E. Derra
Zahlreiche Abbildungen und Tabellen
VII, 638 Seiten. 1969
Gebunden DM 98,–; US $ 40.20
ISBN 3-540-79628-2

F. W. Ahnefeld
Sekunden entscheiden – Lebensrettende Sofortmaßnahmen
63 Abbildungen. VII, 84 Seiten. 1967 (Heidelberger Taschenbücher, 32. Band)
DM 12,80; US $ 5.30
ISBN 3-540-03873-6

Preisänderungen vorbehalten

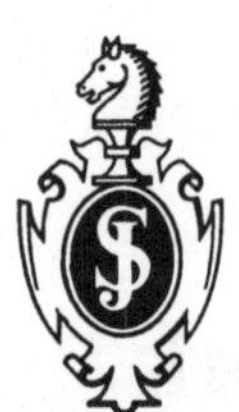

Springer-Verlag
Berlin Heidelberg New York